Cornelia Erfurt-Berge und Robert Zimmer

Chronische Wunden

Ursachen, Prädilektionsstellen und Problemlösungen

Chronische Wunden

Ursachen, Prädilektionsstellen und Problemlösungen

von

Cornelia Erfurt-Berge und Robert Zimmer

**Vorträge und Arbeitsunterlagen
der Fortbildungsveranstaltungen im Herbst 2018
in Augsburg, Regensburg, Würzburg, Nürnberg und München**

Schriftenreihe der Bayerischen Landesapothekerkammer Heft 97

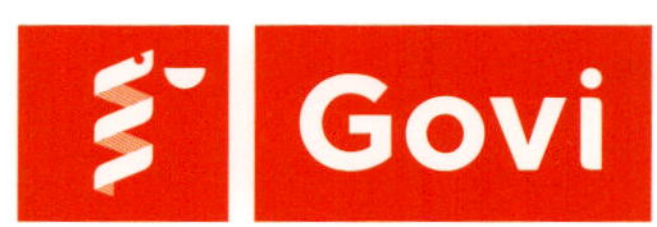

Bibliografische Information der Deutschen Nationalbibliothek

Die Deutsche Nationalbibliothek verzeichnet diese Publikation in der Deutschen Nationalbibliografie; detaillierte bibliografische Daten sind im Internet über http://dnb.d-nb.de abrufbar.

Wichtiger Hinweis
Medizin als Wissenschaft ist ständig im Fluss. Forschung und klinische Erfahrungen erweitern unsere Kenntnisse, insbesondere was Behandlung und medikamentöse Therapie anbelangt. Soweit in diesem Werk eine Dosierung oder eine Applikation erwähnt wird, darf der Leser zwar darauf vertrauen, dass Autoren, Herausgeber und Verlag größte Mühe darauf verwandt haben, dass diese Angabe genau dem Wissensstand bei Fertigstellung des Werkes entspricht. Dennoch ist jeder Benutzer aufgefordert, die Beipackzettel der verwendeten Präparate zu prüfen, um in eigener Verantwortung festzustellen, ob die dort gegebene Empfehlung für Dosierungen oder die Beachtung von Kontraindikationen gegenüber der Angabe in diesem Buch abweichen. Das gilt besonders bei selten verwendeten oder neu auf den Markt gebrachten Präparaten und bei denjenigen, die von zuständigen Behörden in ihrer Anwendbarkeit eingeschränkt worden sind. Geschützte Handelsnamen (Warenzeichen) wurden nicht besonders kenntlich gemacht. Aus dem Fehlen eines solchen Hinweises kann also nicht geschlossen werden, dass es sich um einen freien Warennamen handelt. Die erwähnten Handelspräparate wurden lediglich beispielhaft bzw. aus didaktischen Überlegungen heraus gewählt.

Bildnachweis: Alle Bilder Hautklinik Universitätsklinikum Erlangen (S. Schnetz) oder Chirurgie Universitätsklinikum Erlangen (R. Zimmer und Prof. A. Arkudas).
Aus Gründen der besseren Lesbarkeit wird auf die gleichzeitige Verwendung männlicher und weiblicher Sprachformen verzichtet. Sämtliche Personenbezeichnungen gelten gleichermaßen für beiderlei Geschlecht.

ISBN 978-3-7741-1409-8

Herausgeber: Bayerische Landesapothekerkammer

Satz: Satz-Rechen-Zentrum, Berlin
Druck: Bosch Druck, Ergolding

Printed in Germany

Vorwort des Herausgebers

Die Zahl der Patienten, die an einer chronischen Wunde leiden, wird in Deutschland auf mehrere Millionen Menschen geschätzt. Hierzu zählen vor allem das Ulcus cruris, das diabetische Fußulkus und der Dekubitus.

Bei der Entstehung des Dekubitus handelt es sich oft um eine Verkettung unglücklicher Ereignisse. Junge wie betagte Menschen kann es treffen. Der wichtigste Faktor ist Druck mal Zeit, verstärkt durch äußere Faktoren wie falsche Lagerung, mangelnde Hygiene oder Reibungs- und Scherkräfte. Mangelernährung, Alter, Immobilität, Inkontinenz und Infektionen beschleunigen den Krankheitsverlauf zusätzlich. Therapeutische Ansätze müssen daher multimodal angelegt sein und neben Ernährung, Hygiene, Lagern und Bewegen auch die Prophylaxe miteinbeziehen, zu der frühzeitige Druckentlastung und eine gute Hautpflege gehören. Während ein niedergradiger Dekubitus gut mit moderner Wundversorgung therapiert werden kann, sind bei hochgradigem Dekubitus oft chirurgische Maßnahmen unumgänglich.

Beim Ulcus cruris steht die genaue Diagnosestellung im Vordergrund. Zwar sind über 75 % der am Unterschenkel lokalisierten chronischen Wunden durch vaskuläre Erkrankungen (chronisch venöse Insuffizienz, periphere arterielle Verschlusskrankheit) bedingt, doch gerade seltenere Ursachen wie Autoimmunerkrankungen oder Tumore müssen rechtzeitig erkannt und zielgerichtet behandelt werden.

Inhalte des Beitrages sind neben der Differenzialdiagnostik die Indikationsstellung und adäquate Umsetzung einer Kompressionstherapie bei venöser Insuffizienz, Patientenschulung, lokale Wundtherapie und Prävention.

Heute steht den Wundtherapeuten eine Fülle von Verbandsstofffamilien zur Auswahl. Der Bogen spannt sich von hydrokolloiden Verbänden über Polyurethanschaumauflagen bis zu Superabsorberverbänden. Sie müssen der Wundheilungsphase entsprechend sinnhaft eingesetzt werden. Dazu bedarf es einer interprofessionellen Zusammenarbeit aller an der Behandlung des Patienten Beteiligten.

Frau Dr. Erfurt-Berge und Herr Zimmer verknüpfen in ihren Beiträgen anhand vieler Fallbeispiele den ärztlichen und pflegerischen Blick auf die chronische Wunde und ihre Ursachen. Bei der Beratung zu den genannten Themen und dem Verkauf der Verbandsstoffe, Wundspüllösungen und der zum Verbandswechsel erforderlichen Produkte spielt die Apotheke eine entscheidende Rolle.

Thomas Benkert
Präsident der Bayerischen Landesapothekerkammer

Vorwort der Autoren

Mit steigender Lebenserwartung wird auch die Anzahl der Patienten mit chronischen Wunden weiter ansteigen. Diese Patienten brauchen die Fürsorge der Mediziner, Apotheker und pflegerischen Berufe. Problematisch ist, dass diese Patientengruppe immer noch zu oft keine klare diagnostische Abklärung erhält und damit die Chance verliert, durch eine kausale Therapie der Grunderkrankung früher geheilt zu werden. Die Patientenversorgung ist mit einem enormen Kostenproblem und Ressourcenverschwendung für Wundversorgung und Handling möglicher Komplikationen verbunden. Gründe sind unter anderem die veränderten gesetzlichen Rahmenbedingungen, fehlende Fachkräfte und Unsicherheiten bei der Verordnung. Dazu kommt ein fast nicht mehr überschaubarer Markt an Verbandsstoffen, Hautpflegeprodukten oder Hilfsmitteln. Der Apotheker hat die Möglichkeit, hier frühzeitig beratend einzugreifen und fachliche Ratschläge zu erteilen. Ziel der vor Ihnen liegenden Schrift ist es, einen Überblick über die Vielfalt der chronischen Wunden und der Behandlungsmöglichkeiten zu geben.

Cornelia Erfurt-Berge
Robert Zimmer

Inhaltsverzeichnis

TEIL A
Chronische Wunde am Unterschenkel – das Ulcus cruris

1. Einleitung und Definition

Der Begriff Ulcus cruris bezeichnet eine chronische Wunde am Unterschenkel und subsummiert eine Vielzahl von Diagnosen, die zu Ulzerationen an dieser Lokalisation führen können [1]. Der häufigste Vertreter ist das Ulcus cruris venosum als Folgezustand einer langjährigen chronisch venösen Insuffizienz (CVI). Daneben muss ein Ulcus cruris arteriosum bei Vorliegen einer peripheren arteriellen Durchblutungsstörung (pAVK) ebenso abgegrenzt werden wie die Mischform, das Ulcus cruris mixtum. Eine Vielzahl weiterer, wenn auch sicher seltenerer Ursachen von Ulzerationen im Bereich des Unterschenkels muss differenzialdiagnostisch abgeklärt werden, denn die Schwierigkeit der Behandlung liegt in der Vielfalt der Ursachen. Ohne Kenntnis und Behandlung der Grunderkrankung kann die Wunde trotz optimaler Wundauflage nicht heilen. Die Diagnostik und Kausaltherapie stehen an erster Stelle. Bei venösen Leiden ist beispielsweise die Kompressionstherapie als kausaler Therapieansatz der Schlüssel zum Erfolg.

Auch die Wundauflage hat einen hohen Stellenwert, wenn sie richtig eingesetzt wird. Die Grenze zwischen trockener und feuchter Wundbehandlung ist aber sehr eng. Entstehen Ulzera durch Arteriosklerose, müssen diese Wunden trocken verbunden werden. Die feuchte Wundbehandlung ist andererseits bei vielen Indikationen richtig, aber wegen der starken Sekretion der Wunde schwierig.

Nicht zu vernachlässigen ist die soziale Komponente und der Einfluss auf die Lebensqualität der Patienten. Bei vereinsamten kontaktscheuen Menschen ist die Behandlung sehr schwierig. So kommt es immer wieder dazu, dass die Wunden dieser Patienten in die Jahre kommen und in Einzelfällen auch maligne transformieren.

Der Apotheker kann einen enormen Behandlungserfolg durch Schulung und Beratung sichern.

2. Zahlen und Fakten

Mehrere Millionen Menschen leiden an einer chronischen Wunde [2]. Genaue Zahlen hierzu sind schwer zu erheben, da zentrale Patientenregister fehlen und bisherige Auswertungen anhand von Fallcodierungen fehleranfällig sind. Für das Ulcus cruris venosum wird eine Inzidenz von etwa 1 % in der Allgemeinbevölkerung angegeben [3]. Betrachtet man den Unterschenkel als typische Lokalisation für das Auftreten einer chronischen Wunde, so konnte eine große Untersuchung von Körber und Kollegen [4] mit Analyse von über 30.000 Datensätzen zu Patienten mit Ulcus cruris zeigen, dass etwa 80 % vaskulär bedingt sind (venös, arteriell, gemischt). Darüber hinaus werden Ulzerationen infolge dermatologischer Grunderkrankungen wie Vaskulitiden oder Pyoderma gangränosum beschrieben, aber auch infektiöse Ursachen oder internistische Grunderkrankungen können sich mit Ulzerationen äußern. Tab. 1 zeigt einige Zahlen der o. g. Studie.

Tab. 1: Differenzialdiagnosen des Ulcus cruris nach [4]

Ätiologie des Ulcus cruris	**prozentual**
Venös	47,6 %
Arteriell	14,5 %
Gemischt vaskuläre Genese	17,6 %
Vaskulitis	5 %
Pyoderma gangränosum	3 %
Infektionserkrankungen	1,4 %
Ulzerierende Tumore/Metastasen	1,2 %
Kalziphylaxie	1,1 %
als Medikamentennebenwirkung	1,1 %
Sonstige	7,5 %

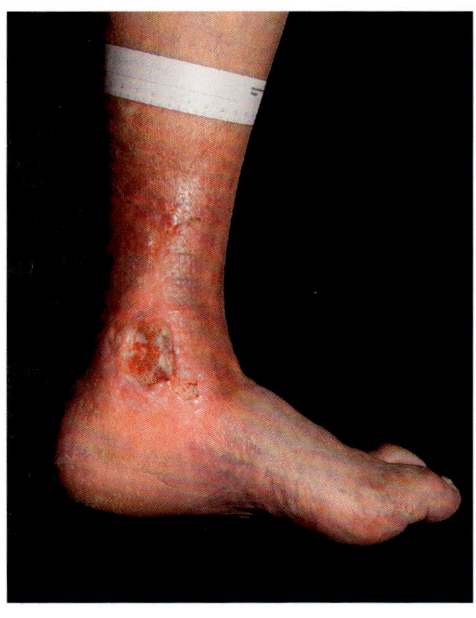

Abb. 1: Ulcus cruris venosum

3. Chronisch venöse Insuffizienz und Ulcus cruris venosum

3.1. Pathophysiologie des venösen Blutflusses

Die venöse Insuffizienz gilt als Volksleiden. Beim Rücktransport zum Herzen wird das Blut der unteren Extremitäten über die oberflächlichen Beinvenen (große und kleine Stammvene) über die Verbindungsvenen (Perforansvenen) in die tiefen Beinvenen nach zentral transportiert. Vor allem die oberflächlichen Venen sind mit Venenklappen ausgestattet, die als Rückschlagventile fungieren und ein Rückfließen der Blutsäule nach unten (Reflux) verhindern. Diese Venenklappen können im Rahmen einer primären Varikose, also durch anlagebedingte Schwäche, funktionell eingeschränkt sein. Dies ist die häufigste Ursache der CVI. Weitere begünstigende Faktoren einer venösen Stauung sind stehende berufliche Tätigkeit, Schwangerschaft oder Übergewicht. Von einer sekundären Varikose spricht man, wenn die Venenklappen beispielsweise infolge einer Venenthrombose dauerhaft geschädigt wurden und hierdurch nur noch insuffizient schließen können. Die Folgeerscheinungen, die einer schweren CVI und einem Ulcus cruris venosum vergleichbar sind, bezeichnet man in diesem Fall als postthrombotisches Syndrom.

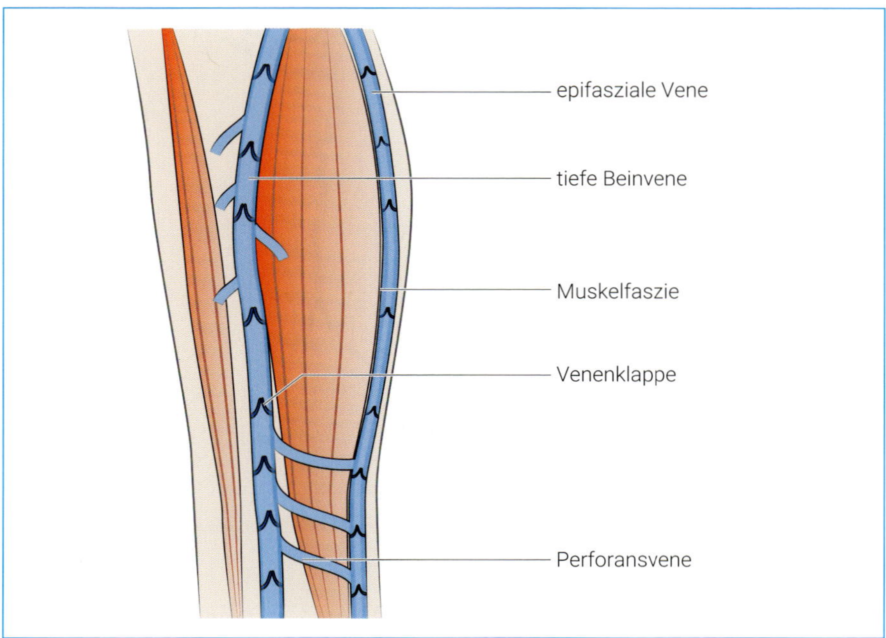

Abb. 2: Epi- und subfaszial liegendes Venensystem (blau). Die epifaszialen Stammvenen sind über die Perforansvenen mit der im Bereich der Muskulatur liegenden tiefen Beinvene verbunden. Venenklappen (schwarz) verhindern den venösen Rückstrom in die oberflächlichen Venen.

Es existieren verschiedene Mechanismen, durch die das venöse Blut der unteren Extremitäten entgegen der Schwerkraft nach oben zurücktransportiert werden kann. Zum einen entsteht während der Diastole ein Unterdruck, der das Blut Richtung Herzen zieht. Ähnliches passiert während des Einatemvorganges. Der Großteil des venösen Blutes wird jedoch durch die Wadenmuskelpumpe von der Peripherie ins Zentrum gepumpt. Durch die Muskelkontraktion entsteht ein Druck auf die Venen, der den Rückfluss des Blutes zum Herzen fördert. Erschlafft der Muskel, dann erschlafft auch die Venenwand und ein Teil der venösen Blutmenge fließt zurück (Reflux) bis zu einer Venenklappe. Für die Aktivierung der Wadenmuskulatur ist eine adäquate Mobilisation im Sprunggelenk erforderlich. Die Wadenmuskelpumpe, die Herzleistung und die Funktion der Venenklappen bestimmen den physiologischen Ablauf des Blutflusses.

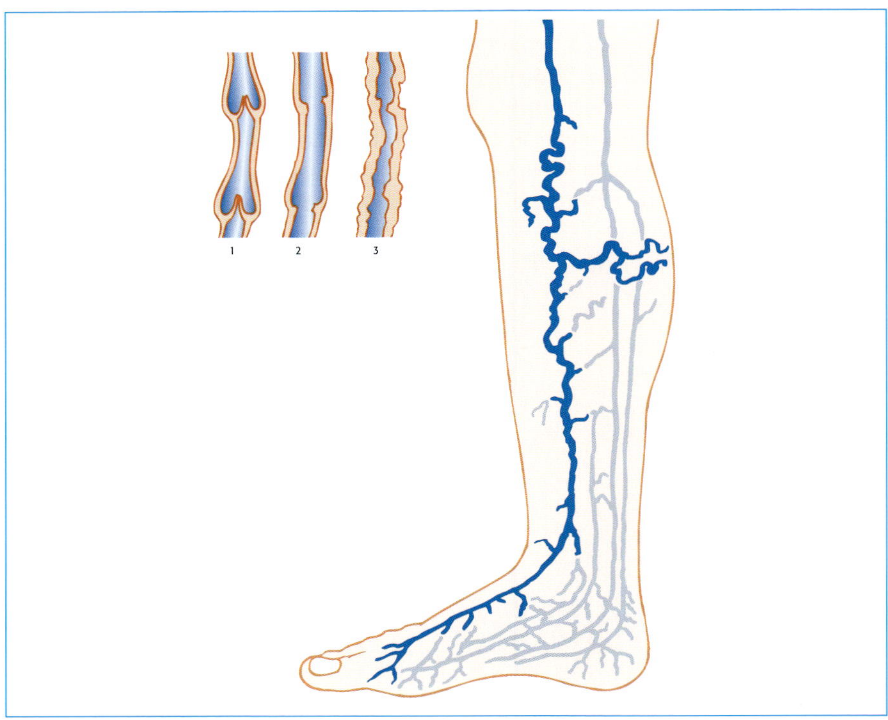

Abb. 3: Anatomie der Beinvenen: 1: gesunde Venenklappen; 2: Venenklappendysfunktion; 3: Ausbildung von Varizen (Grafik: Wosczyna Design)

3.2. Hautveränderungen der chronisch venösen Insuffizienz

Durch die fortschreitende Veneninsuffizienz entsteht eine ambulatorische venöse Hypertonie. Es kommt zu Ödemen und druckbedingten Blutungen ins Gewebe. Durch Hämosiderineinlagerung, dem Pigment der Erythrozyten, folgt eine Hyperpigmentierung der Haut (Purpura jaune d'ocre). Zusätzlich treten im Laufe der Jahre gehäuft ekzematöse Hautveränderungen auf, gekennzeichnet durch Rötung, Schuppung und oberflächliche Erosionen (sog. Stauungsdermatitis). Wesentlich pathogenetisch verantwortlich für das Entstehen einer Ulzeration ist die zunehmende Verdickung (Sklerose) von Haut und darunter liegendem Fettgewebe (Dermatolipofasziosklerose), die zu einer Minderversorgung des Gewebes führen kann [5]. Durch den sklerotischen Umbau wird auch die Mobilität im Sprunggelenk deutlich eingeschränkt (arthrogenes Stauungssyndrom). Die venöse Stauung wird durch den Ausfall der Wadenmuskelpumpe weiter verstärkt. Ein weiteres klinisches Zeichen einer fortschreitenden CVI ist die Atrophie blanche: punktuell narbig imponierende Areale, die ulzerieren können.

Für den Schweregrad einer chronisch venösen Insuffizienz existieren verschiedene Klassifizierungen. Für die Praxis immer noch am besten anwendbar ist die Einteilung nach Widmer [6], dargestellt in Tab. 2.

Tab. 2: Einteilung der chronisch venösen Insuffizienz nach Widmer [6]

Schweregrad nach Widmer	Klinische Zeichen
Widmer I°	Besenreiserartige Venen, Corona phlebectatica (erweiterte Hautvenen im Fußgewölbe), Knöchelödeme
Widmer II°	Purpura jaune d'ocre, Ekzeme, Dermato(lipofaszio)sklerose, Atrophie blanche
Widmer IIIa°	abgeheiltes Ulcus cruris venosum
Widmer IIIb°	florides Ulcus cruris venosum

Die Ulzerationen infolge einer chronisch venösen Insuffizienz finden sich typischerweise im Ursprungsgebiet der großen Stammvene im Bereich des Innenknöchels. Zusammen mit den o. g. Hautzeichen der CVI ermöglicht dies bereits eine erste Verdachtsdiagnose durch reine Inspektion der Wunde und deren Umgebung.

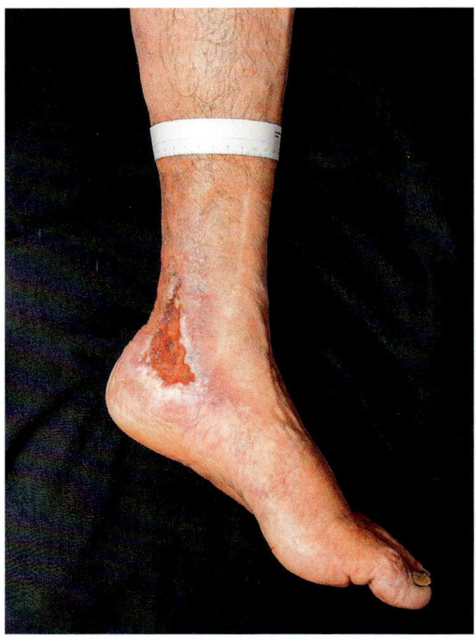

Abb. 4: Ulcus cruris venosum in typischer Lokalisation am Innenknöchel. Man beachte auch die gespannte Haut am unteren Bein im Sinne einer Dermatosklerose.

4. Diagnostik und Differenzialdiagnosen

Patienten mit chronischen Wunden werden immer noch zu spät einer adäquaten Diagnostik zugeführt [7]. Dabei ist die Durchführung zumindest einer Basisdiagnostik mit Untersuchung des vaskulären Status essenziell für die Einleitung kausaler Therapiemaßnahmen.

4.1. Diagnostische Maßnahmen

4.1.1. Anamnese

Zu den wesentlichen Bestandteilen der Diagnostik gehört auch die sorgfältige Anamnese des Patienten (Tab. 3). Bereits einfache anamnestische Hinweise können hilfreich sein. So lässt sich beispielsweise beobachten, dass bei einer CVI als zugrundeliegender Erkrankung beim Hochlegen der Beine Schmerzen nachlassen (Entstauung), während bei der arteriellen Verschlusserkrankung von einer Zunahme an Schmerzen bei Hochlegen berichtet wird (Hypoxie).

Tab. 3: Anamnesefragen bei Vorliegen einer chronischen Unterschenkelwunde

Wie lange besteht die Wunde?
Welche Dynamik zeigt die Wunde? (rasche Vergrößerung?)
Bestanden bereits früher chronische Wunden?
Sind Durchblutungsstörungen bekannt?
Welche Diagnostik wurde bereits durchgeführt? (Ultraschall der Beingefäße)
Welche Begleitsymptome bestehen? (Schmerz, Juckreiz, Geruch?)
Welche Grunderkrankungen liegen vor? (Diabetes, Herzschwäche, Nierenleiden, Neuropathie, etc.)
Welche Medikamente werden eingenommen?
Gibt es eine positive Familienanamnese (Eltern, Großeltern) für Venenleiden oder »offene Beine«?
Sind Allergien bekannt?
Von wem und mit welchen Wundauflagen wird die Wunde derzeit behandelt?

4.1.2. Klinische Untersuchung

Der Arzt inspiziert beide Beine im Vergleich, sowohl im Stehen als auch beim Laufen des Patienten, soweit es dem Patienten möglich ist.

Bereits durch die reine klinische Untersuchung lassen sich Ulcus cruris venosum und arteriosum unterscheiden. Tab. 4 beschreibt die klinischen Unterschiede.

Tab. 4: Gegenüberstellung der klinischen Zeichen eines Ulcus cruris venosum zum Ulcus cruris arteriosum

	Ulcus cruris arteriosum	**Ulcus cruris venosum**
Befund	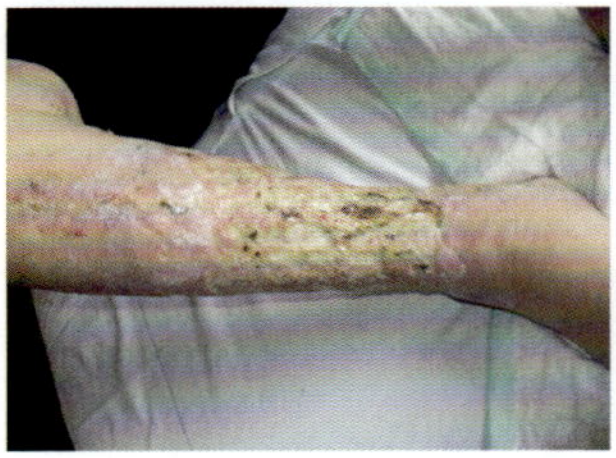	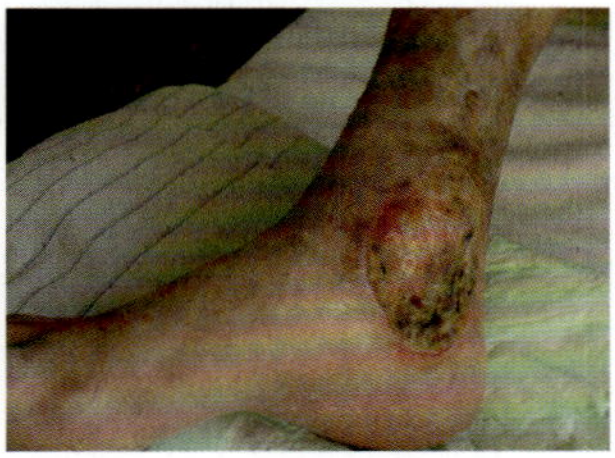
Fußpulse	Schwach bis fehlend! (Ausnahme ist die sog. Mediasklerose)	Vorhanden
Wundgrund	Derb, nekrotisch, Fibrinbeläge, trocken	Feuchte Fibrinbeläge, hohe Exsudation

	Ulcus cruris arteriosum	Ulcus cruris venosum
Wundumgebung	Keine Ödeme, die Haut ist trocken, wenig oder keine Behaarung, Fußnägel oft mangelernährt, Mykosen	Ödeme, Ekzeme, Dermatoliposklerose
Schmerzen	Typischer Ruheschmerz. Wenn das Bein nach unten gelagert wird, lässt der Schmerz nach.	Beim Hochlagern der Beine nehmen die Beschwerden ab.

4.1.3. Gefäßdiagnostik

Neben der Inspektion gehören vor allem bildgebende diagnostische Verfahren zur Diagnostik des Ulcus cruris. Tab. 5 zeigt weitere diagnostische Möglichkeiten. Dabei bauen die Untersuchungen schrittweise aufeinander auf je nach Auftreten pathologischer Befunde. Erschreckenderweise erleben wir in der Klinik häufig, dass einfache diagnostische Maßnahmen auch bei jahrelangem Wundleiden noch nicht durchgeführt wurden. Die reine Lokaltherapie auch mit modernen Wundauflagen kann bei Unkenntnis der zugrundeliegenden Erkrankung nicht zu einer dauerhaften Heilung führen.

Tab. 5: Gefäßdiagnostische Maßnahmen bei Vorliegen eines Ulcus cruris. Die mit * markierten Maßnahmen sollten bei jedem Patienten mit Ulcus cruris als Basisdiagnostik veranlasst werden.

Gefäßdiagnostische Maßnahmen
Tasten der Fußpulse*
Doppleruntersuchung und Messen des Knöchel-Arm-Druck-Index (KADI)*
Ultraschalldiagnostik der oberflächlichen und tiefen Beinvenen*
Farbkodierte Duplexsonografie
Licht-Reflex-Rheografie, Verschlussplethysmografie
Phlebografie, digitale Subtraktions-Angiographie, Magnetresonanz-Angiographie

Der Knöchel-Arm-Doppler-Index (KADI) ist eine einfache, nicht invasive Maßnahme. Der Untersucher teilt den höchsten der beiden systolischen Knöchelarteriendrücke durch den höchsten der beiden systolischen Armarteriendrücke. Dazu bedarf es eines Blutdruckgerätes und eines Dopplergerätes [8].

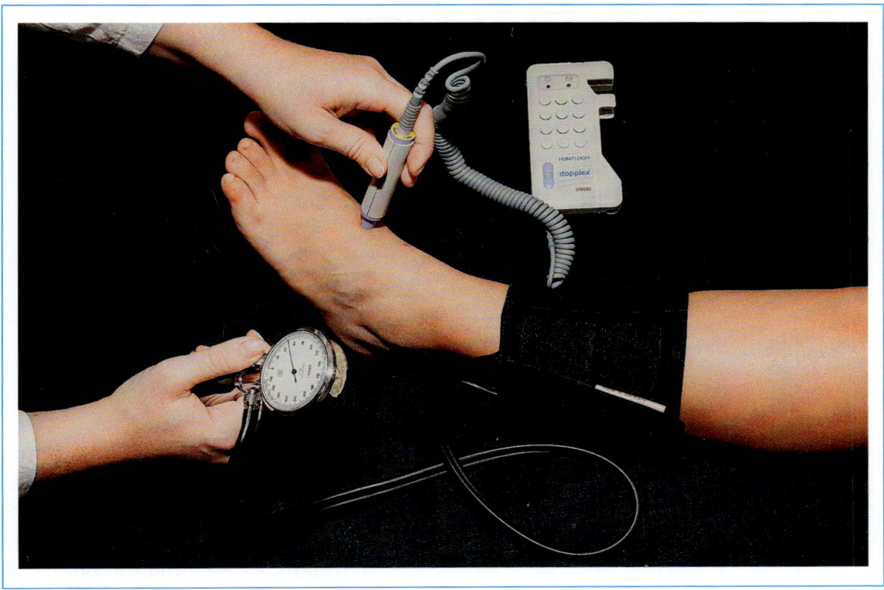

Abb. 7: Durchführung einer KADI-Messung durch Blutdruckmessung mittels Handdoppler-Gerät

Der KADI kann wie folgt interpretiert werden:

- KADI ≥ 0,9 = kein Hinweis auf arterielle Verschlusskrankheit, eine Kompressionstherapie kann erfolgen
- KADI 0,8 bis 0,5 = Hinweis auf arterielle Verschlusskrankheit, ggf. weitere Abklärung, Kompressionstherapie nur nach Rücksprache mit dem Arzt, ggf. niedrigeren Anfangsdruck (< 40 mmHg) wählen
- KADI < 0,5 = kritische Ischämie, gefäßchirurgische Intervention nötig

Insbesondere bei der Indikationsstellung zur Kompressionstherapie wird der KADI immer noch herangezogen. Bei Patienten mit Ulcus cruris mixtum steht nicht selten die venöse Stauung als ursächlicher Faktor für das Auftreten von Ulzerationen im Vordergrund. Der Wundtherapeut steht dann vor der Frage, ob er angesichts der zusätzlich vorliegenden pAVK dennoch eine Kompressionstherapie anlegen darf. Neuere Arbeiten zeigen, dass durch eine Kompression auch die arterielle Durchblutung optimiert werden kann. Dennoch muss die Indikationsstellung zur Kompressionstherapie immer durch den Arzt erfolgen. Der KADI bietet dabei eine Orientierungshilfe. Für den Bereich KADI 0,6–0,8 kann ein geringerer Kompressionsdruck gewählt werden. Hierfür existieren auch fertige Mehrkomponentensysteme mit geringerem Druck.

Ein Beispiel:

Der systolische Knöchelarteriendruck beträgt 120 mmHg. Der systolische Armarteriendruck wird mit 140 mmHg gemessen. Teilt man den Knöchelarteriendruck durch den Armarteriendruck, ergibt das einen Wert von 0,8. Der Patient leidet an einer leichten arteriellen Verschlusskrankheit, eine Kompressionstherapie kann erfolgen. Hierbei sollte mit einem leichten Anfangsdruck begonnen werden und der Patient regelmäßig auf Schmerzen oder Zeichen einer arteriellen Minderdurchblutung in den Zehen untersucht werden.

Als absolute Kontraindikationen für eine Kompressionstherapie gelten eine kritische Extremitätenischämie < 50 mmHg, eine dekompensierte Herzinsuffizienz, eine septische Phlebitis oder eine Phlegmasia coerulea dolens. Bei fortgeschrittener Polyneuropathie, chronisch kompensierter Herzinsuffizienz oder in jedem Fall bei Auftreten von Schmerzen muss die Kompression und deren Indikation sorgfältig geprüft werden.

4.1.4. Bakteriologische Untersuchung

Die meisten chronischen Wunden weisen eine bakterielle Kontamination oder Kolonisation auf. Wird eine kritische Bakterienzahl erreicht (kritische Kolonisation), so kann dies negativen Einfluss auf die Wundheilung nehmen. Lokale und systemische Infektionen stellen eine Komplikation in der Wundbehandlung dar und können lokaltherapeutisch oder antibiotisch behandelt werden (siehe Teil D – Kap 2.4). Eine bakteriologische Untersuchung eines Wundabstriches kann aus verschiedenen Indikationen heraus erfolgen. Bei Erstvorstellung eines Patienten mit chronischen Wunden sollte ein Abstrich erfolgen, um das bakteriologische Milieu der Wunde zu kennen und auf das Vorliegen sog. Problemkeime wie Pseudomonas aeruginosa oder auch multiresistenter Erreger (MRE) hin zu untersuchen. Der Abstrich sollte hierbei vor der Wundreinigung erfolgen. Mit Kenntnis über das Bakterienspektrum können die notwendigen hygienischen Maßnahmen bei der Wundversorgung, insbesondere bei MRE-Nachweis, adäquat umgesetzt werden. Im weiteren Verlauf der Wundbehandlung sind Wundabstriche nur erforderlich, wenn klinische Zeichen einer kritischen Kolonisation oder Infektion vorliegen und der Einsatz einer antimikrobiellen Wundauflage oder eines systemischen Antibiotikums erwogen wird. Hier kann vor dem Abstrich eine Wundreinigung mit NaCl erfolgen, um irrelevante oberflächliche bakterielle Kontaminationen zu entfernen. In den meisten Fällen ist dann eine antimikrobielle Lokaltherapie ausreichend [9]. Eine reflexartige antibiotische Therapie bei Nachweis bakterieller Erreger im Wundabstrich ist meist nicht erforderlich, aber bedauerlicherweise noch weit verbreitet.

4.1.5. Weitere Diagnostik

Weitere diagnostische Maßnahmen hängen weitestgehend von der Verdachtsdiagnose ab und gehören nicht zu den Routineuntersuchungen. Je nach bekannten

Grunderkrankungen empfiehlt sich eine Laborkontrolle von Entzündungsparametern (C-reaktives Protein, Blutbild) oder diabetischer Stoffwechsellage (Nüchtern-Blutzucker, HbA1c). Spezifische Diagnostik ist vor allem bei entzündlichen Dermatosen wie Vaskulitis oder Pyoderma gangränosum erforderlich (s. Kap. 4.2.). Viele Differenzialdiagnosen können vor allem über den histologischen Befund, also nach feingeweblicher Untersuchung einer Hautprobe, gestellt werden.

4.2 Wichtige Differenzialdiagnosen

Die Wichtigkeit der Differenzialdiagnostik bei Ulcus cruris wurde bereits in Kapitel 1 angesprochen. Bei ungewöhnlicher Morphe oder Lokalisation, im Falle unauffälliger Gefäßdiagnostik oder bei Auffälligkeiten in der Anamnese kann die Beurteilung der Wunde durch einen Dermatologen sinnvoll sein, da viele der eher selteneren Ursachen in diesem Fachbereich angesiedelt sind. Eine frühzeitige Zuweisung eines Patienten mit chronischer Wunde an ein spezialisiertes Zentrum zur weiteren Diagnostik und zielführender Therapieeinleitung ist empfohlen. Zertifizierte Zentren sind beispielweise auf der Homepage der Initiative chronische Wunde zu finden (https://www.icwunden.de/wundsiegel/icw-wundsiegel/d-zertifizierte-einrichtungen.html).

Einige wichtige Differenzialdiagnosen können hier nur kurz angesprochen werden. Dazu zählen eine Vielzahl dermatologischer Erkrankungen, die im Laufe des Krankheitsfortschrittes auch ulzerieren können, beispielsweise Vaskulitiden. Spezifischere wenn auch seltene Krankheitsbilder, die rasch mit Ulzerationen einhergehen, sind das Pyoderma gangränosum, die Kalziphylaxie oder die Necrobiosis lipoidica [10].

Pyoderma gangränosum

Das Pyoderma gangränosum ist ein noch unzureichend verstandenes Krankheitsbild, was vermutlich zu den autoinflammatorischen Erkrankungen zu zählen ist. Es weist Züge einer Autoimmunerkrankung auf, auch wenn spezifische Auto-Antikörper noch nicht nachweisbar sind. Die Diagnose wird vor allem anhand der Anamnese mit rascher Progredienz und starker Schmerzhaftigkeit gestellt [11]. Histologisch kann man in einer Gewebeprobe vom Wundrand eine neutrophile Vaskulitis erkennen. Diese vorrangig entzündliche Dermatose muss immunsuppressiv behandelt werden. Hierzu kommen initial meist hochdosiert systemische Kortikosteroide zum Einsatz mit langfristiger Umstellung auf andere Basis-Immunsuppressiva wie Ciclosporin, Azathioprin oder dermatospezifische Therapeutika wie Dapson [10].

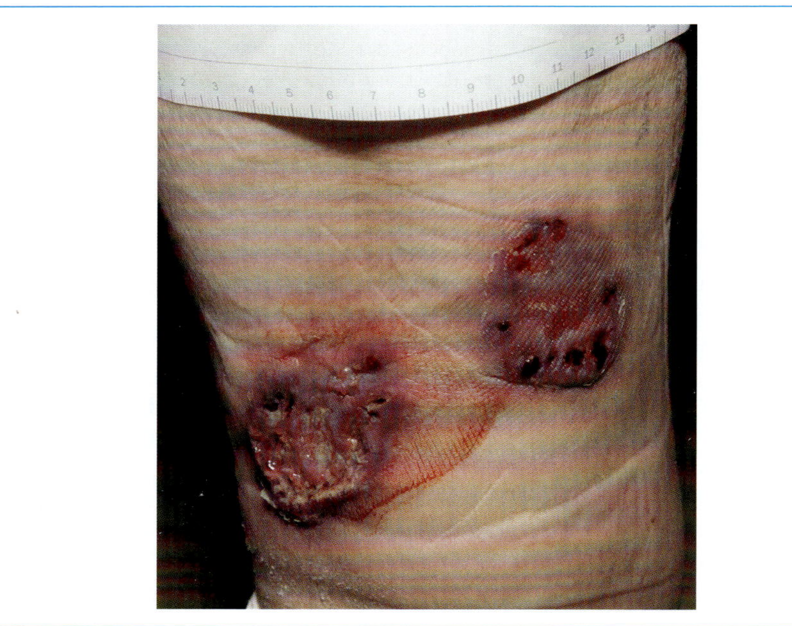

Abb. 8: Pyoderma gangränosum am Oberschenkel. Typisch ist der entzündliche livide Randsaum.

Kalziphylaxie

Die Kalziphylaxie tritt vor allem bei Patienten mit schwerer Niereninsuffizienz oder Diaylsepflichtigkeit auf. Sie ist gekennzeichnet durch bizarr konfigurierte Ulzerationen mit Nekrosen vor allem am dorsalen Unterschenkel. Hier kann die ungewöhnliche Lokalisation und klinische Präsentation gemeinsam mit der Anamnese bereits zur Verdachtsdiagnose führen. Die Therapie ist schwierig und erfolgt oft in enger Zusammenarbeit mit den Nephrologen [12].

Necrobiosis lipoidica

Die Necrobiosis lipoidica ist ebenfalls eine seltene entzündliche Dermatose, die eine hohe Assoziation mit Diabetes mellitus zeigt [13]. Aus initial gelblich-bräunlichen Infiltraten im Schienbeinbereich entwickeln sich im Verlauf der Erkrankung flache, schmerzhafte und häufig therapieresistente Ulzerationen. Genaue therapeutische Vorgaben fehlen aufgrund der Rarität dieser Erkrankung. Neben einer Optimierung der diabetischen Stoffwechsellage kommen antientzündliche Maßnahmen wie Steroidtherapie oder Immunsuppressiva in Frage. Der Einsatz von Fumarsäureestern, aber auch Biologika scheint vielversprechend [10].

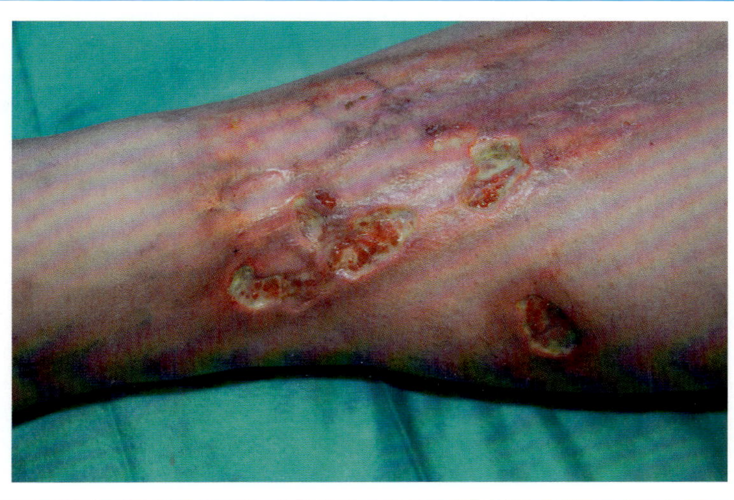

Abb. 9: Necrobiosis lipoidica. Typisch ist die atroph-gelbliche Plaque im Schienbeinbereich.

Neben diesen Differenzialdiagnosen des Ulcus cruris muss auch ein tumoröses Geschehen in Betracht gezogen werden. Hierbei ist zwischen primär ulzerierenden Tumoren der Haut wie Basaliomen, Plattenepithelkarzinomen, aber auch Melanomen oder Lymphomen zu unterscheiden, ebenso wie ulzerierenden Metastasen oder auch einer malignen Transformation eines langjährig bestehenden Ulcus cruris nicht-maligner Genese (Marjolin-Ulkus). Dass eine chronische Entzündung, wie sie auch beim Ulcus cruris venosum bei jahrelangem Verlauf vorliegen kann, ein Triggerfaktor für die Entstehung vor allem von Plattenepithelkarzinomen darstellt, ist in der Literatur schon mehrfach beschrieben [14]. Dies ist ein Argument mehr, warum eine frühzeitige Diagnostik und Therapie bei allen Ulcus-Formen unerlässlich ist.

5. Kompressionstherapie bei CVI

Bei bestehender CVI oder schon bestehendem Ulcus cruris venosum ist die Anwendung einer korrekt durchgeführten Kompressionstherapie der Schlüssel zum Erfolg. Es kommen klassische Kompressionsbinden (meist Kurzzug), mehrlagige Kompressionssysteme, Kompressionsstrümpfe oder adaptive Kompressionsbandagen in Frage (Tab. 6). Dennoch fühlen sich die Patienten hierdurch häufig belastet, da die Kompression nicht immer als angenehm empfunden wird. Es ist mühsam, die Strümpfe an- und auszuziehen. Beim Anlegen von Kompressionsverbänden sind die Patienten von Dritten abhängig. Beim Anziehen der Strümpfe kann ein bestehender Verband sich aufrollen und beim Ausziehen der Strümpfe lösen. Unter den Strümpfen und Verbänden kann Juckreiz oder Wärmegefühl auftreten. Das Anlegen eines Kompressionsverbandes muss erlernt und adäquat durchgeführt werden. Von der eigenständigen Durchführung durch den Patienten wird abgeraten. Hier sollte auf adaptive Kompressionsbandagen oder Strumpfsysteme zurückgegriffen werden.

Durch Aufklärung über die Sinnhaftigkeit der Maßnahmen und die Umsetzung der Therapiemaßnahmen kann die Therapieadhärenz des Patienten deutlich erhöht werden [15].

Das Anlegen klassischer Kompressionsverbände mit Kompressionsbinden ist eine vorrübergehende Maßnahme für die sogenannte Entstauungsphase im akuten Stadium eines Ulcus cruris venosum. Wenn das initiale Ödem abgeklungen ist (in der Regel nach sechs Wochen bei adäquater Kompression erreichbar), können Kompressionsstrümpfe angepasst werden. Diese gibt es in modischen Farben und schicken Designs. Für das Anziehen gibt es verschiedene Modelle von Anziehhilfen, und bei Bedarf kann ein Pflegedienst beauftragt werden, um zu helfen. Der Markt bietet auch spezielle Kompressionsstrümpfe zur Anwendung bei floridem Ulkus an (Ulkusstrumpfsysteme), die meist aus zwei übereinandergetragenen Strümpfen bestehen, die gemeinsam den erforderlichen Kompressionsdruck ergeben. Die Strümpfe müssen nicht 24 h getragen werden. Wichtig ist ein frühzeitiges Anlegen am Morgen. Nachts mit Hochlagerung der Beine kann die Kompression entfernt werden [16].

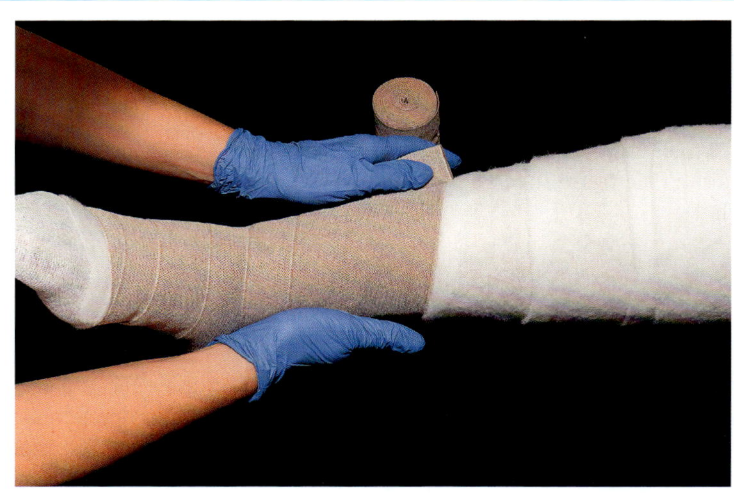

Abb. 10: Anlage eines klassischen Kompressionsverbandes mit Kurzzugbinden in der Entstauungsphase. Man beachte den Hautschutz mittels Schlauchverband und die Polsterung mittels Verbandswatte.

Tab. 6: Verschiedene Materialien, die für eine Kompressionstherapie genutzt werden können.

Name	**Indikation und Eigenschaften**
Schlauchverbände	Zum Schutz der Haut und zum Fixieren von Wundauflagen
Verbandswatte	Zum Polstern und Vermeidung von Schnürfurchen
Kurzzugbinden	Als wenig elastisch (oder unelastisch) definiert, wenn ihre Dehnbarkeit unter 100 % (bzw. 120 % je nach Literaturquelle und Land) liegt. Niedriger Ruhedruck, hoher Arbeitsdruck, damit bei Bewegung effektiv (Nachahmung der Wadenmuskelpumpe). Verschiedene Anlagetechniken möglich (nach Pütter, nach Sigg), abhängig vom Anwender und dessen Kenntnis. Indikationen: • Hochgradige CVI • Bei der Behandlung von schweren Ödemen und/ oder einem Ulcus cruris venosum • Schwere Lympherkrankungen Nachteil: • Binden können verrutschen • Der Anpressdruck lässt nach einigen Stunden nach (nach Ödemrückgang) • Der Anwender muss regelmäßig geschult werden
Langzugbinden	Definitionsgemäß Binden mit hoher Dehnbarkeit, die im Allgemeinen über 100 % liegt (bzw. 120 % je nach Literaturquelle und Land). Sie enthalten elastische Fäden. Ruhe und Belastungsdruck sind fast identisch. • Anwendung bei immobilen Patienten • keine Aktivierung durch Bewegung • müssen nachts entfernt werden

Name	Indikation und Eigenschaften
Mehrlagige Kompressionssets	Enthalten alle Materialien, die für eine effektive Kompressionstherapie mit Unterpolsterung erforderlich sind. Die Produkte sind aufeinander abgestimmt und von hoher Qualität. Die Kombination von Unterpolsterung und Kurzzugbinde sorgt für eine konstante und gleichmäßige Kompression. Einschnürungen werden vermieden und der Kompressionsverband kann länger am Bein des Patienten verbleiben. Optische Markierungen helfen bei der korrekten Anlage.
Zinkleimverband	Als gebrauchsfertige Binden erhältlich, altbewährte Methode zur Entstauung. Qualität abhängig vom Anwender und dessen Technik. Gefahr der Einschnürung und Druckstellen, sowie Ausschaltung der Wadenmuskelpumpe durch die Fixierung im Sprunggelenk.
Kompressionsstrümpfe* der Kompressionsklasse 1 (18,0–21,0 mmHg am Knöchel)	Indikationen: • Schwere- und Müdigkeitsgefühl in den Beinen • geringe Varikosis ohne wesentliche Ödemneigung • Schwangerschaft • Prophylaxe der CVI
Kompressionsstrümpfe* der Kompressionsklasse 2 (23,0–32,0 mmHg am Knöchel)	• stärkere klinische Symptomatik • ausgeprägte Varikosis mit Ödemneigung • posttraumatische Schwellungszustände • nach Abheilen unerheblicher Ulzerationen • nach oberflächlichen Thrombophlebitiden • nach Verödung und Varizenoperationen • bei stärkerer Schwangerschaftsvarikose
Kompressionsstrümpfe* der Kompressionsklasse 3 (34,0–46,0 mmHg am Knöchel)	• alle Folgezustände der konstitutionellen oder postthrombotischen venösen Insuffizienz • schwere Ödemneigung • sekundäre Varikosis • Atrophie blanche • Dermatosklerose • nach Abheilung schwerer, besonders schon rezidivierter Ulzera

Name	Indikation und Eigenschaften
Kompressionsstrümpfe* der Kompressionsklasse 4 (mind. 49,0 mmHg am Knöchel)	• Lymphödem • Elephantiasis
Ulkusstrumpfsystem	Kombination aus Ober- und Unterstrumpf. Der Unterstrumpf besteht aus einem glatten Material und übt nur einen geringen Druck aus. Dies erleichtert das Anziehen über den liegenden Wundverband. In Kombination mit dem Oberstrumpf mit stärkerem Druck ergibt sich der gewünschte therapeutische Kompressionsdruck. Es sind viele Varianten auf dem Markt erhältlich.
Adaptive Kompressionsbandagen	Bislang in Deutschland nur von wenigen Herstellern erhältliches System. Die Kompressionsbandage wird am Unterschenkel in Wrap-Technik mit einem Klettverschluss angelegt. Dies ermöglicht dem Patienten größtmögliche Selbstständigkeit. Eine kompressive Socke ergänzt die Kompressionswirkung am Fuß.

* Die Länge der Kompressionsstrümpfe (Knie, Oberschenkel, Leiste, Strumpfhose) ist abhängig vom Ausmaß der Grunderkrankung [15, 16].

6. Patientenschulung

Wissen ist nicht gleich Verstehen und Verstehen nicht gleich Handeln [17]. Dieser Satz beschreibt das Dilemma. Es gibt Patienten, die nach einem ausführlichen Beratungsgespräch den Inhalt nicht verstehen. Oder der Patient versteht den Inhalt der Beratung und befolgt die Ratschläge nicht. Häufig ist der Grund des Nichtverstehens, dass der Berater über den Kopf des Patienten oder in unverständlichen Begriffen spricht. Hilfreich ist beim Vermitteln des Wissens über CVI oder einer anderen Gefäßerkrankung neben anatomischen Zeichnungen eine Sprache, die dem Patienten entspricht [18]. Der Apotheker hat hier eine große Chance. Er kennt seine Patienten oft seit vielen Jahren. Durch die Abgabe von seinen Medikamenten weiß er um die Grunderkrankungen und hat ein breites Feld für die Beratung.

Themen sind:

- Hautpflege
- Kompression

- Fußpflege
- Bewegung
- Ernährung
- Regelmäßige und zeitgerechte Medikamenteneinnahme (Antidiabetika, Medikamente zur Blutverdünnung usw.)
- Leistungen der Kassen
- und vieles mehr

Versteht ein Patient alle Beratungsinhalte und setzt sie nicht um, kann auch hier geholfen werden. Der Mensch muss im Kopf den entscheidenden Schritt tun, um die wichtigsten Punkte umsetzen zu können. Diese sind eine gesunde Lebensweise, ausreichende Bewegung und konsequentes Einhalten der Therapieempfehlungen.

7. Referenzen

[1] Dissemond J, Bültemann A, Gerber V, Jäger B, Kröger K, Münter C. Standards des ICW e.V. für die Diagnostik und Therapie chronischer Wunden. WundManagement 2017; 2: 81-86.

[2] Sonderausgabe Gesellschaftspolitische Kommentare Nr. 2/16- Dezember 2016, Seite 2

[3] Fowkes FG, Evans CJ, Lee AJ. Prevalence and risk factors of chronic venous insufficiency. Angiology. 2001; 52 Suppl 1: S5-15.

[4] Körber A, Klode J, Al-Benna S, Wax C, Schadendorf D, Steinstraesser L, Dissemond J. Etiology of chronic leg ulcers in 31,619 patients in Germany analyzed by an expert survey. J Dtsch Dermatol Ges. 2011 Feb; 9(2): 116-21.

[5] Dean SM. Cutaneous Manifestations of Chronic Vascular Disease. Prog Cardiovasc Dis. 2018 Mar – Apr; 60(6): 567-579.

[6] Griton P, Widmer LK. [Classification of varices and venous insufficiency]. J Mal Vasc. 1992;17 Suppl B:102-8.

[7] Weindorf M, Dissemond J. [For many years relapsing leg ulcers]. MMW Fortschr Med. 2011 Sep 8; 153(36): 39-40.

[8] Kröger K, Bültemann A, Dissemond J, GerberV, Jäger B, Münter C. Ankle-Brachial-Index (ABI)- Knöchelarteriendruckmessung. Wund Management 2017; 11 (1).

[9] Schwarzkopf A1, Dissemond J. Indications and practical implementation of microbiologic diagnostics in patients with chronic wounds. J Dtsch Dermatol Ges. 2015 Mar; 13(3): 203-9.

[10] Dissemond J, Erfurt-Berge C, Goerge T, Kröger K, Funke-Lorenz C, Reich-Schupke S. Systemische Therapien des Ulcus cruris. J Dtsch Dermatol Ges. 2018 Jul; 16(7): 873-892.

[11] Jockenhöfer F, Herberger K, Schaller J, Hohaus KC, Stoffels-Weindorf M, Ghazal PA, Augustin M, Dissemond J. Tricenter analysis of cofactors and comorbidity in patients with pyoderma gangrenosum. J Dtsch Dermatol Ges. 2016 Oct; 14(10): 1023-1030.

[12] Erfurt-Berge C, Renner R. 10 praxisnahe Tipps zur Behandlung chronischer Wunden. Akt Dermatol 2014. http://dx.doi.org/10.1055/s-0034-1365806.

[13] Erfurt-Berge C, Dissemond J, Schwede K, Seitz AT, Al Ghazal P, Wollina U, Renner R. Updated results of 100 patients on clinical features and therapeutic options in necrobiosis lipoidica in a retrospective multicentre study. Eur J Dermatol. 2015 Nov-Dec; 25(6): 595-601.

[14] Reich-Schupke S, Doerler M, Wollina U, Dissemond J, Horn T, Strölin A, Erfurt-Berge C, Stücker M. Squamous cell carcinomas in chronic venous leg ulcers. Data of the German Marjolin Registry and review. J Dtsch Dermatol Ges. 2015 Oct; 13(10): 1006-13.

[15] Kerstin Protz, Joachim Dissemond, Knut Kröger: Kompressionstherapie. Ein Überblick für die Praxis. Springer Verlag, Berlin u. a. 2016.

[16] Dissemond J, Assenheimer B, Bültemann A, Gerber V, Gretener S, Kohler-von Siebenthal E, Koller S, Kröger K, Kurz P, Läuchli S, Münter C, Panfil EM, Probst S, Protz K, Riepe G, Strohal R, Traber J, Partsch H. J. Kompressionstherapie bei Patienten mit Ulcus cruris venosum. Dtsch Dermatol Ges. 2016 Nov; 14(11): 1073-1089.

[17] Katharine Laura Bräuer: Wissen – Verstehen – Handeln. Synesis Magazin 2007; 5.

[18] Protz K. [Patients with varicose ulcers profit greatly from education. Our expert explains what is important and provides advice. Effective education]. Pflege Z. 2014 Jun; 67(6): 342-7.

TEIL B
Das Diabetische Fußsyndrom

1. Einleitung

Der Diabetiker ist besonders gefährdet, chronische Wunden zu entwickeln. Dies liegt zum einen an der durch den Diabetes bedingten Immunsuppression und damit erhöhten Infektionsgefahr, zum anderen an diabetesbedingten Begleiterkrankungen wie Neuropathie und Angiopathie. Hier gilt besonderes Augenmerk schon auf kleinste Verletzungen und die Prophylaxe größerer Ulzerationen. Durch Beratung und spezielle Schulungsprogramme soll der Diabetiker gerade den Füßen als besondere Prädilektionsstellen besondere Aufmerksamkeit widmen.

2. Zahlen und Fakten

Ca. 6 Mio. Menschen in Deutschland sind derzeit von einer Diabetes-Erkrankung betroffen. Ein Viertel davon entwickelt im Laufe der Erkrankungsdauer Fußläsionen. Dies reicht von Mazerationen im Zehenzwischenraum über Zehenfehlstellungen durch Sehnenverkürzung bis hin zu floriden Ulzerationen. Von besonderer Relevanz für diese Patientengruppe ist die Amputationsgefahr. Von 60.000 jährlich in Deutschland durchgeführten Amputationen werden etwa zwei Drittel an Diabetikern durchgeführt. 85 % davon hatten zuvor Fußläsionen [1, 2].

3. Definition

Unter einer diabetischen Fußläsion versteht man jede Veränderung am Fuß eines Diabetikers infolge unterschiedlicher diabetes-assoziierter Begleiterkrankungen, die zu Komplikationen führen können und bei verzögerter oder unzureichender Therapie zur Amputation führen können. Beim Auftreten von Ulzerationen am Unterschenkel oder Fuß eines Diabetikers können diese unabhängig von der Bestehensdauer ab Beginn als chronisch betrachtet werden [2].

4. Pathophysiologie und klinisches Bild

Risikofaktoren für die Entwicklung eines diabetischen Fußsyndroms sind in Tab. 1 beschrieben. Von besonderer Bedeutung sind das Vorliegen von Neuropathie, Fußdeformitäten, Angiopathie und das erhöhte Infektionsrisiko dieser Patienten. Diese Faktoren werden im Folgenden genauer besprochen.

Tab. 1: Risikofaktoren für ein diabetisches Fußsyndrom

Risikofaktoren
Langjährige, schlecht kontrollierte Diabeteserkrankung
Hohes Alter des Patienten, männliches Geschlecht
Vorliegen einer diabetischen Neuropathie
Vorliegen arteriosklerotischer Erkrankungen
Deformitäten des Fußskelettes
Falsches Schuhwerk, Barfußlaufen
Alkohol-, Nikotinkonsum
Übergewicht
Diabetische Nephropathie oder Retinopathie

4.1. Diabetische Neuropathie

Die diabetische Neuropathie ist in > 90 % mitbeteiligt bei Vorliegen von diabetischen Ulzerationen im Fußbereich. Hier spielt vor allem die sensible Polyneuropathie eine Rolle, die sich strumpfartig aufsteigend symmetrisch an den Füßen entwickelt. Als Ursache wird eine durch Mikroangiopathie bedingte Unterversorgung der Nervenfasern diskutiert. Liegt eine periphere Neuropathie beim Diabetiker vor, so erhöht sich das Risiko für das Auftreten eines Fußulkus um das 8–18-Fache [3]. Betroffen sein können alle Teile des Nervensystems, also sowohl sensible Empfindungen (Druck, Berührung, Schmerz, Gleichgewicht) als auch motorisches und autonomes Nervensystem.

Die Fußsohle ist dabei eine besonders gefährdete Lokalisation, da durch die sensiblen Ausfallerscheinungen infolge der Neuropathie Informationen über Druck, Berührung und vor allem Schmerz von der Fußsohle nicht mehr in ausreichendem Maße nach zentral übermittelt werden. Der Patient verliert daher »das Gefühl« für seinen Fuß. Man spricht in diesem Zusammenhang auch vom sogenannten Leibesinselschwund. Dauerhafter Druck z. B. durch zu enge Schuhe oder kleine Verletzungen werden vom Patienten nicht mehr wahrgenommen. Infektionen können sich rasch den Weg bahnen, ohne frühzeitig bemerkt zu werden. Auf der anderen Seite können auch überschießende Nervenempfindungen im Sinne von Dys- oder Parästhesien den Patienten peinigen [4].

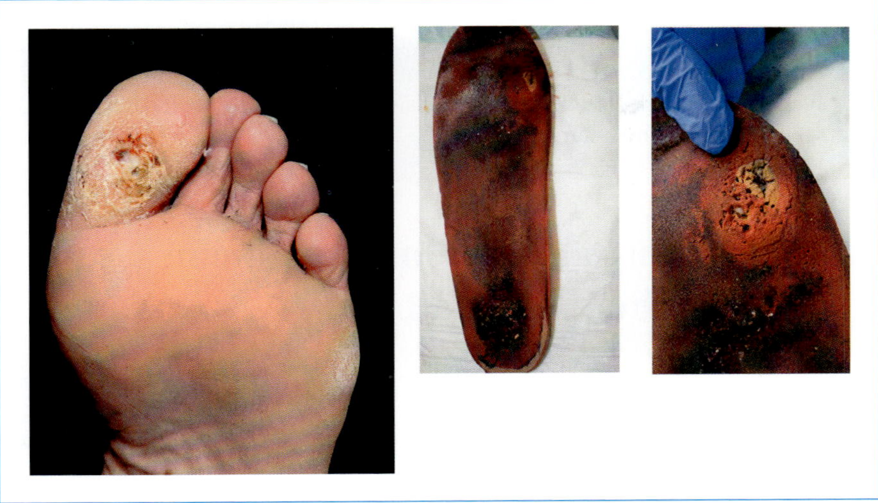

Abb. 1: Patient mit typischem neuropathischem Ulkus an der Großzehe plantar. Nach genauerer Inspektion der während der beruflichen Tätigkeit getragenen Schuhe und deren Einlegesohlen zeigt sich eine deutliche Abnutzung und sogar ein eingebrachter Stein im Bereich der Sohle deckungsgleich zur Lokalisation des Ulkus. Der Patient spürte dies nicht.

Daneben kommt es durch die motorische Neuropathie zu einem Ungleichgewicht von Fußbeugern und -streckern. Durch Sehnenverkürzung treten typische Deformitäten wie Hammer- oder Krallenzehen auf. Die veränderte Fußstatik und dauerhafte Fehlbelastung wiederum verstärkt die Druckfehlverteilung an der Fußsohle und unterstützt die bevorzugte Entstehung von Ulzerationen an der Fußsohle.

Infolge der autonomen Neuropathie funktioniert vor allem die Vaso- und Sudomotorik nicht mehr in ausreichendem Maße. Die Gefäße sind dauerhaft weit gestellt, das Schwitzen vermindert. In der Folge erscheint der Fuß klinisch warm und trocken, die Haut ist rissig und schuppt. Der Fuß des Diabetikers braucht daher besonders intensive rückfettende Maßnahmen z. B. durch Anwendung von ureahaltigen Externa.

Zur Diagnostik einer Neuropathie stehen dem Arzt verschiedene neurologische Testverfahren zur Verfügung. Ein einfacher Test für die Praxis ist die Prüfung des Vibrationsempfindens im Seitenvergleich, da dieses bereits in frühen Stadien der sensiblen Neuropathie Ausfälle zeigt. Klinisch sind Hyperkeratosen im Wundrandbereich bereits ein deutliches Zeichen für fehlerhafte Druckbelastung.

4.2. Diabetische Angiopathie

Die Prävalenz einer Makroangiopathie ist beim Diabetiker um das 4-Fache höher als beim Nicht-Diabetiker. Betroffen von der klassischen Arteriosklerose sind nicht nur die Beinarterien, sondern auch koronare, renale oder zerebrale Gefäße. Diese

Multimorbidität erschwert häufig die Therapie. Die zerebrale Minderperfusion zeigt ihre Folgen im Bereich der Patientenedukation und deren Akzeptanz. Klinisch finden sich beim Diabetiker also Ulcera crurum arteriosa (siehe Teil A – Kap. 4.1.2.), aber auch neuro-ischämisch bedingte Fußläsionen, v. a. im Bereich der Zehen. Die Haut ist kalt, atroph und häufig haarlos [3].

5. Therapeutische Maßnahmen beim diabetischen Fußsyndrom

5.1. Therapeutische Maßnahmen bei Neuropathie

Neben einer Optimierung der diabetischen Stoffwechsellage und Ausschaltung anderer Risikofaktoren für eine periphere Polyneuropathie wie z. B. Alkoholkonsum spielen hier die adäquate Druckentlastung, Versorgung mit passendem Schuhwerk und ausreichende Patientenschulung eine große Rolle. Für eine adäquate Druckentlastung stehen kleine Silikonpolster für einzelne Zehen, ulkusadaptierte Fußbettung und die individuelle Anfertigung von Entlastungsschuhwerk zur Verfügung. Die Auswahl wird in enger Abstimmung mit dem Orthopädie-Techniker getroffen. In Einzelfällen kann die komplette Ruhigstellung des Fußes mit Hilfe von Orthesen erforderlich sein. Auf eine Anpassung des Schuhwerks auch am nicht-betroffenen Bein ist zur Vermeidung von Haltungsschäden zu achten. Das Schuhwerk eines diabetischen Patienten sollte regelhaft im Rahmen ärztlicher Visiten aber auch durch andere therapeutisch tätige Gruppen überprüft werden [5].

5.2. Therapeutische Maßnahmen bei Angiopathie

Die ausführliche Diagnostik wurde bereits in Teil A – Kap. 4.1. besprochen. Die klinische Inspektion und Palpation der Füße mit Abtasten der Fußpulse ist einfach zu erlernen und kann auch von nicht-ärztlichen Wundtherapeuten sachgerecht durchgeführt werden, um einen ersten Eindruck und Hinweis auf die mögliche Genese einer Ulzeration zu erhalten. Weitere diagnostische Maßnahmen bauen jeweils auf auffällige Befunde in den Basismaßnahmen auf. Therapeutisch steht eine Reduktion des vaskulären Risikos durch Ausschalten anderer AVK-fördernder Faktoren wie z. B. Rauchen oder Hypertonie im Vordergrund. Gewichtsreduktion, medikamentöse Durchblutungsförderung und spezielles Sport- und Gehtraining können diese Maßnahmen in frühen Stadien ergänzen. Nicht selten sind jedoch im Verlauf der Erkrankung Klinikaufenthalte unumgänglich, in denen eine operative Revaskularisation durch Katheterverfahren oder Bypass-Operationen angestrebt wird. Bei gleichzeitigem Auftreten von Ischämie und einer Infektion in der entsprechenden Extremität ist die Amputationsgefahr besonders hoch [6].

6. Erhöhtes Infektionsrisiko des diabetischen Patienten

Patienten mit Diabetes mellitus weisen ein 3-fach erhöhtes Risiko für das Auftreten einer Infektion auf. Besonders problematisch ist der oft rasch progrediente und schwere Verlauf möglicher Infektionen beim Diabetiker. Im Gegensatz zum Ulcus cruris venosum mit häufig lokal begrenzter Infektion oder kritischer bakterieller Kolonisation (s. Teil D – Kap. 2.4.) ist beim Diabetiker eine systemische Infektionsausbreitung nicht selten. Es ist daher engmaschig zu prüfen, ob sich die Infektion im Weichteilgewebe, entlang Muskulatur und Sehnen oder gar in den Knochen ausbreitet. Gerade im Fußbereich müssen Wunden sondiert und auf freiliegende Strukturen geprüft werden. Fallweise sind bildgebende Verfahren notwendig, um z. B. eine Osteomyelitis auszuschließen. Gerade bei zusätzlichen Risikofaktoren wie Ischämien ist daher eine systemische Antibiotikatherapie deutlich früher indiziert als bei Patienten mit Ulzerationen anderer Genese [7]. Häufig sind operative Maßnahmen wie ein großflächiges Wunddebridement nicht zu vermeiden. Bei Vorliegen ischämisch-bedingter Ulzerationen ist entgegen der sonstigen modernen Wundprinzipien eine trockene Wundversorgung vorzuziehen zur Vermeidung einer feuchten Gangrän.

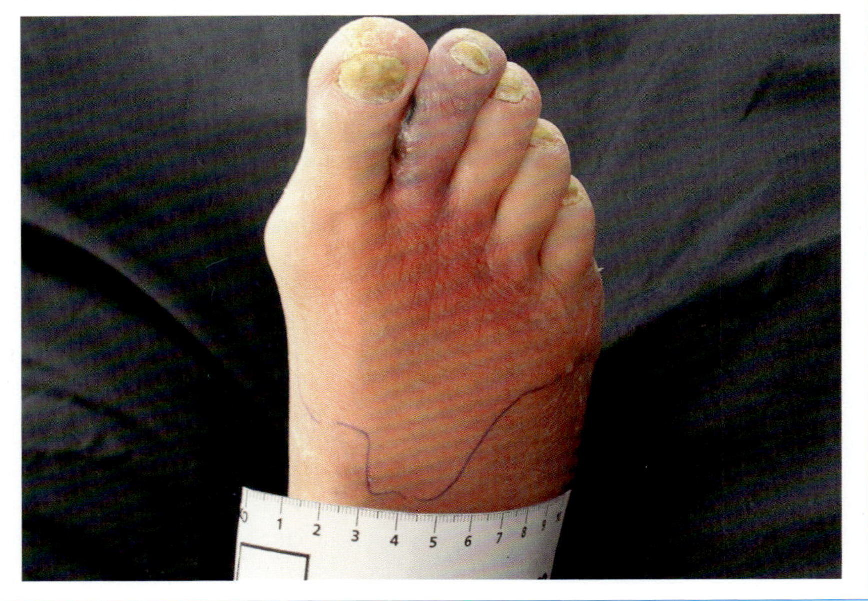

Abb. 2: Weichteilinfekt des Vorfußes bei neuropathischem Ulcus am 2. Zeh medial

7. Fazit

Der Patient mit Diabetes mellitus ist durch verschiedene Folgeerscheinungen der Erkrankung besonders gefährdet gegenüber Veränderungen im Fußbereich bis hin zu Ulzerationen. Eine regelmäßige Inspektion der Füße und des Schuhwerks und besondere Aufmerksamkeit auch durch den Patienten selbst sind hier von Nöten. Durch Identifikation von Hochrisikopatienten kann die Prävalenz diabetischer Fußläsionen und damit auch von Amputationen deutlich gesenkt werden. Information und Schulung der Patienten fallen dabei auch in den Aufgabenbereich des Apothekers und er ist Teil des interdisziplinären Versorgungsteams.

8. Referenzen

[1] Pressemeldung der Deutschen Diabetes Gesellschaft anlässlich des Europäischen Diabetes Kongresses vom 28.09.2012

[2] Karrer S. Diabetisches Fußsyndrom. Hautarzt 2011; 62: 493-503.

[3] Medizin & Praxis Spezial Diabetischer Fuß, April 2016, Verlag für Medizinische Publikationen BvH Stade.

[4] Morbach S, Müller E, Reike H, Risse A, Rümenapf G, Spraul M; German Diabetes Association. Diabetic foot syndrome. Exp Clin Endocrinol Diabetes. 2014; 122(7): 416-24.

[5] Kröger K, Bültemann A, Dissemond J, Gerber V, Jäger B, Münter C. Vorfußentlastungsschuh bei Diabetischem Fußsyndrom- Wundmanagement 2015; 2: 60-62.

[6] Rümenapf G, Dentz J, Nagel N, Morbach S. Neue Konzepte zur interdisziplinären Versorgung von Patienten mit neuroischämischem diabetischem Fußsyndrom (DFS). Gefäßchirurgie 2012; 17: 327-333.

[7] Mittlmeier T, Haar P. Der infizierte diabetische Fuß. Unfallchirurg 2011; 114: 227-235.

TEIL C
Dekubitus – Entstehung, Prädilektions-stellen und Problemlösungen

1. Einleitung

Der Begriff Dekubitus beschreibt eine lokale Gewebsschädigung durch längere Druckbelastung. Bei der Entstehung des Dekubitus handelt es sich um eine Verkettung unglücklicher Ereignisse. Junge wie betagte Menschen kann es treffen. Der wichtigste äußere Faktor ist Druck mal Zeit. Ein kontinuierlicher Druck von 35 mmHG über zwei Stunden kann in den Gewebsschichten zu Durchblutungsstörungen führen [1].

So kann bei einem jungen Menschen bei einem Trauma mit Ohnmacht über mehreren Stunden ein Dekubitus entstehen. Im Schlaf passiert dies nicht, da ein gesunder Mensch sich kontinuierlich dreht. Bei schwerer Krankheit ist dies anders. Mangelernährung, Alter, Immobilität, Inkontinenz und Infektionen beschleunigen den Krankheitsverlauf. Kommen äußere Faktoren wie falsche Lagerung, mangelnde Hygiene oder Reibungs- und Scherkräfte hinzu, dann ist die Entstehung des Dekubitus nicht mehr zu stoppen.

2. Zahlen und Fakten

Eine Erhebung im Jahr 2017 durch das statistische Bundesamt ergab, dass es in Deutschland rund 2,9 Millionen erfasste Pflegebedürftige gab. 2,07 Millionen Pflegebedürftige wurden in der Häuslichkeit versorgt. 1,38 Millionen Menschen wurden direkt von ihren Angehörigen gepflegt. Ambulante Pflegedienste versorgten 692.000 Menschen. In Pflegeheimen wurden 783.000 Menschen gepflegt [2].

Erlernen junge Menschen den Pflegeberuf, so gehört die Dekubitusprophylaxe zu den ersten Lernzielen. Der Dekubitus gehört zu den gefürchteten Komplikationen in der Pflege und erfordert von der Berufsgruppe der Pflege sehr viel Fachkompetenz und Prophylaxe. Einen Goldstandard zur Dekubitusprophylaxe hat das Deutsche Netzwerk für Qualitätsentwicklung auf den Weg gebracht. Der Expertenstandard »Dekubitusprophylaxe in der Pflege« beschreibt in Struktur, Prozess und Ergebniskriterien den Weg, wie dekubitusgefährdete Patienten versorgt werden müssen [3]. Untersuchungen gehen von einer Prävalenz in deutschen Krankenhäusern um die 10 % aus, in geriatrischen Abteilungen und Pflegeheimen dürfte der Anteil sogar deutlich höher liegen [4, 5]. Die damit entstehenden Kosten sind enorm, aber nicht das Wichtigste. Der Betroffene leidet Schmerzen durch die Wunde und durch die Wundbehandlung. Es schränkt seine Lebensqualität enorm ein. Bei hochgradigen Geschwüren muss der Patient sich unter Umständen einer plastischen Operation unterziehen.

3. Klassifikation, Prädilektionsstellen und Differenzialdiagnosen

Bei der Dekubitusklassifikation gibt es verschiedene Modelle. Das hier gezeigte Modell nach EPUAP [6], nach dem sich auch die Internationale Krankheitscodierung (ICD) richtet, unterscheidet die in Tab. 1 dargestellten vier Stadien.

Tab. 1: Dekubitusstadien nach EPUAP

Stadium	Befund
Stadium 1	Im Anfangsstadium kann man eine Rötung, die auch nach Entlastung nicht mehr verschwindet, und gegebenenfalls eine Überwärmung der Haut beobachten. Die Haut ist noch intakt. Die bestehende Rötung ist mit dem Daumen nicht wegdrückbar! 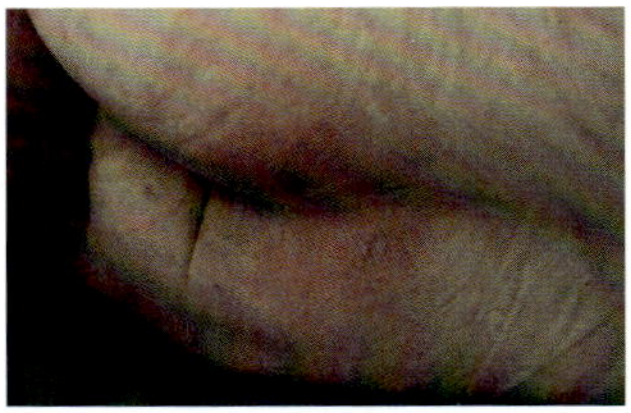
Stadium 2	In diesem Stadium sind die oberflächlichen Schichten der Haut bereits geschädigt. Man sieht eine Blase, eine Erosion oder eine oberflächliche Wunde. Der Befund ist sehr schmerzhaft, da die Nervenenden frei liegen. 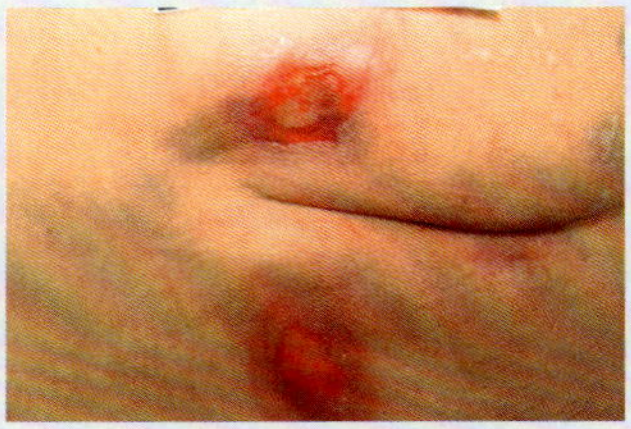
Stadium 3	Alle Hautschichten und große Teile des subkutanen Bindegewebes sind zerstört. Es resultiert eine tiefe Wunde. Muskel- und Knochengewebe sind noch intakt. 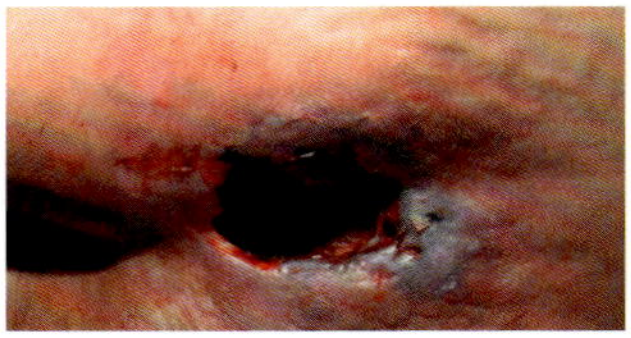
Stadium 4	Muskel- und Knochengewebe sind betroffen und liegen frei. 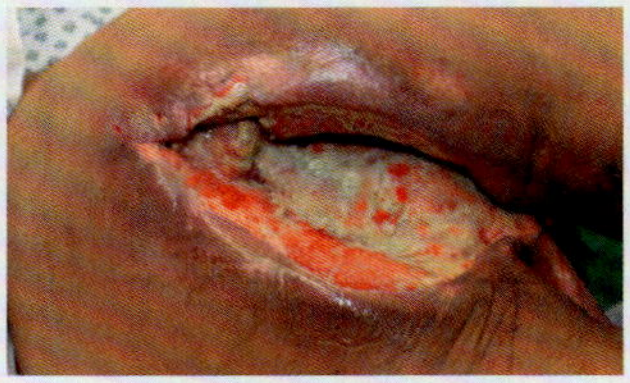

Die bevorzugten Stellen für eine Dekubitusentstehung sind Knochenvorsprünge am Kreuzbein, der Wirbelsäule, der Schulter und dem Oberschenkel. Häufige Lokalisationen sind auch die Ferse, der Ellenbogen und der Hinterkopf. Prinzipiell können alle Körperstellen betroffen sein, die zu lange unter Druck standen.

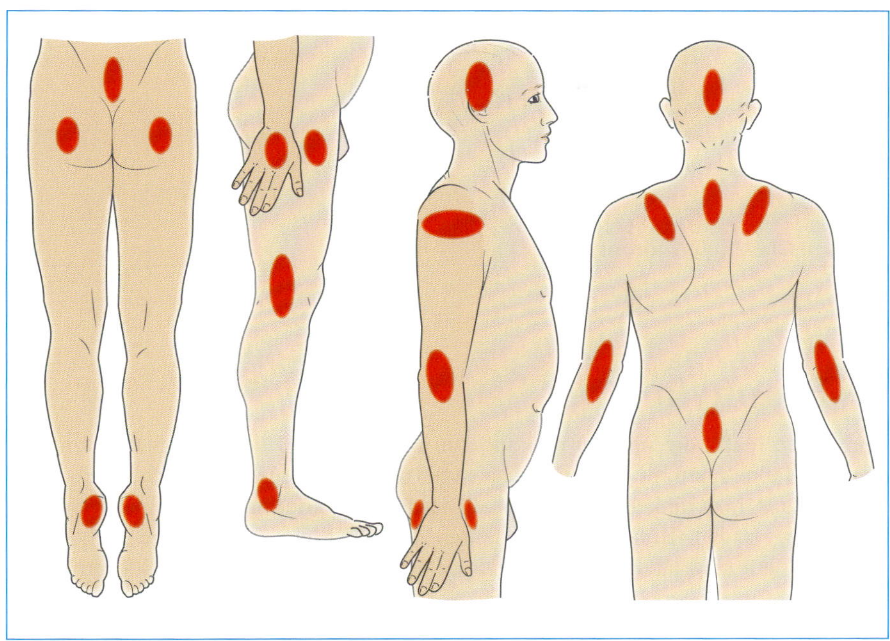

Abb. 1: Prädilektionsstellen des Dekubitus

Auch beim Dekubitus müssen andere Differenzialdiagnosen ausgeschlossen werden. Allem voran muss gerade bei Verdacht auf beginnenden Dekubitus (Stadium I–II) eine irritative Schädigung von Epidermis und Dermis abgegrenzt werden, die durch Harn- und Stuhlinkontinenz verursacht werden kann. International hat sich der Begriff Inkontinenz-Assoziierte Dermatitis (IAD) für diese Hautveränderungen durchgesetzt. Im Vergleich zum Dekubitus sind hier vornehmlich Areale betroffen, die Kontakt zu Urin und/oder Stuhl haben. Sekundärinfektionen, v. a. Mykosen, können die Problematik noch verschärfen. Klinisch sind dann randständige Schuppung, aber auch Pusteln erkennbar. Das Risiko für eine IAD steigt mit zunehmendem Alter, Auftreten eines Diabetes mellitus, Adipositas und eingeschränkter Mobilität [7, 8]. Tab. 2 zeigt mögliche Differenzialdiagnosen.

Tab. 2: Differenzialdiagnosen des Dekubitus

Inkontinenz-assoziierte Dermatitis
Wunden aufgrund arterieller Minderdurchblutung
ulzerierende Hauttumore (z. B. Plattenepithelkarzinome, Sarkome)
Verbrennungen, Verätzungen
Traumatische Ulzera z. B. durch Fixierung
Mykosen
Pyoderma gangraenosum
Lympherkrankungen
Diabetisches Fußsyndrom

4. Prophylaxe

Vorbeugen heißt, die inneren und äußeren Faktoren im Blick zu behalten und bei Bedarf Maßnahmen zu ergreifen. Der strukturierten pflegerischen Risikoeinschätzung gerade in Krankenhäusern und Pflegeheimen kommt damit eine besondere Bedeutung zu [1]. Bettlägerige Patienten oder Personen mit Veränderungen der intakten Haut sind als dekubitusgefährdet einzuordnen. Als Risikofaktoren gelten Reibungs- und Scherkräfte, Verlust des sensorischen Empfindungsvermögens, der allgemeine Gesundheitszustand und die Körpertemperatur. Zur weiteren Beurteilung helfen verschiedene Einschätzungsskalen, die spezifisch entwickelt wurden. Die Dokumentation dieser Einschätzung, aber auch präventiver oder therapeutischer Maßnahmen, ist insbesondere aus forensischen Gründen unerlässlich. Für die Prophylaxe und Therapie des Dekubitus wurden von verschiedenen Fachgesellschaften Leitlinien herausgegeben und Vorgehensweisen hierzu sind in Einrichtungen des Gesundheitswesens üblicherweise durch Verfahrensanweisungen und Ausbildung von Dekubitusbeauftragten implementiert [6].

4.1. Innere und äußere Faktoren

Zu den inneren Faktoren gehören Immobilität, Inkontinenz, Austrocknung, Mangelernährung und Infektionen. Die äußeren Faktoren sind eine falsche Lagerung, ein zu hoher Druck über einen zu langen Zeitraum auf einer Körperstelle, Reibung und Scherkräfte sowie mangelnde Hygiene. Regelmäßige Edukation und Unterweisung aller an der Pflege eines Patienten Beteiligten sind daher erforderlich.

4.1.1. Alter und Immobilität

Dieses Thema bedarf besonderer Aufmerksamkeit. Das Bewegen des Betroffenen ist das Wichtigste und in der Umsetzung oft das Schwierigste. Es gelingt unter stationären Bedingungen oft nur ausreichend. Ambulant ist dies eine organisatorische Meisterleistung. Pflegedienste, Angehörige, der Hausarzt und die Kostenträger müssen an einem Strang ziehen und sich einig sein. Dabei sind nicht nur altersbedingte Einschränkungen der Beweglichkeit zu beachten, sondern auch Immobilität bei jungen Patienten infolge mobilitätseinschränkender Grunderkrankungen wie Hirn- oder Rückenmarksverletzungen oder andere Lähmungserscheinungen. Auch therapeutische Immobilisierungen, z. B. in Narkose oder Koma, stellen ein Dekubitusrisiko für alle Altersklassen dar. Eine regelmäßige komplette Inspektion der Haut ist eine wichtige Maßnahme zur Risikobeurteilung einer Dekubitusgefährdung. Die Häufigkeit der Kontrolle und erneuten Evaluation ist dabei abhängig vom aktuellen Gesundheitszustand. Bei Änderungen muss die Frequenz gegebenenfalls angepasst werden.

4.1.2. Mangelernährung, Exsikkation und Infektionen

Für den Dekubitus ist die Bedeutung einer ausreichenden Ernährungsbilanz mehrfach in der Literatur beschrieben. Themen sind hierbei enterale, aber auch parenterale Ernährungsempfehlungen und Nahrungsergänzung. Proteinreiche orale Nahrungsergänzungen sollten zusätzlich zur üblichen Kost im Falle akuter oder chronischer Erkrankungen oder nach chirurgischen Eingriffen angeboten werden. Neben der Deckung des Energie- und Proteinbedarfs ist auch ein ausgeglichener Flüssigkeitshaushalt von Bedeutung, um die Gewebetoleranz zu erhöhen. Wundinfektionen können die Erkrankung protrahieren. Hier sind lokale und systemische antibakterielle Wundtherapeutika erforderlich. Sie werden ausführlich in Teil D – Kapitel 2.4. besprochen.

4.1.3. Lagerung (Druck × Zeit)

Es ist ein Mythos, dass ein immobiler Mensch alle zwei Stunden gedreht werden muss. Aktuell wird in der Pflege dekubitusgefährdeter Patienten ein individueller Bewegungsplan abhängig von Gewebetoleranz, Grad der Mobilität, allgemeinem Gesundheitszustand und Hautzustand erstellt. Bei der Bewegung des Patienten sind die Prädilektionsstellen eines Dekubitus regelmäßig zu inspizieren. Auf Vermeidung einer Druckbelastung durch medizinische Hilfsmittel (z. B. Katheter) ist zu achten. Die Fersen sollten immer frei gelagert werden. Berücksichtigt werden sollten auch die Möglichkeiten und Wünsche des Betroffenen. Unterstützt wird die Pflege mit druckverteilenden Hilfsmitteln. Grundlegende Prinzipien sind hierbei regelmäßige Wechsellagerung und Druckreduktion durch Vergrößerung der Auflagefläche. Der Pflege stehen aktive Hilfsmittel wie Wechseldruckmatratzen und passive Hilfsmittel wie Weichlagerungsmatratzen zur Verfügung. Auch feuchtigkeits- und temperaturregulierende Unterlagen sind hilfreich. Die Vielfalt an möglichen Hilfsmitteln ist groß. Die Auswahl ist dabei insbesondere auch von der verbliebenen Mobilität des Patienten im Bett abhängig [9]. Sie ersetzen jedoch das aktive Bewegen des Patienten nicht und können auch Nachteile haben. So kann es beim Einsatz einer Wechseldruckmatratze zu Wahrnehmungsstörungen der Körpergrenzen beim Patienten kommen [1].

4.1.4. Feuchtigkeit

Eine Mazeration der Haut (feuchtigkeitsbedingtes Aufweichen der Epidermis) muss verhindert werden. Neben der Druckverteilung durch die o. g. Maßnahmen muss eine Optimierung des Mikroklimas, also Temperatur, Feuchtigkeit und Luftbewegung, auf der Haut angestrebt werden. Bei bestehender Feuchtigkeit, z. B. durch Inkontinenz oder Schwitzen, muss Abhilfe geschaffen werden. Hier helfen Inkontinenzprodukte, Lüften der Haut und bei bestehenden Wunden eine passende Wundversorgung entsprechend der Exsudatmenge. Sogenannte Low-Air-Loss-Systeme als Unterlage können einen Feuchtigkeitsstau zwischen Haut und Unterlage reduzieren. Weitere Maßnahmen zur Hautpflege sind in Teil D dargestellt.

5. Referenzen

[1] Panfil EM, Schröder G. Pflege von Menschen mit chronischen Wunden, Verlag Hans Huber 2015; 3. Auflage

[2] Pflegestatistik 2015 – Deutschlandergebnisse. Statistisches Bundesamt. Artikelnummer: 5224001-15900-4.

[3] Expertenstandard Dekubitusprophylaxe in der Pflege. Deutsches Netzwerk für Qualitätsentwicklung in der Pflege, 2. Auflage, 2017

[4] Dekubitus. Gesundheitsberichterstattung des Bundes. Robert-Koch-Institut. Heft 12. Dezember 2002

[5] Tomova-Simitchieva T, Akdeniz M, Blume-Peytavi U, Lahmann N, Kottner J. The Epidemiology of Pressure Ulcer in Germany: Systematic Review]. Gesundheitswesen. 2018 Jan 12.

[6] National Pressure Ulcer Advisory Panel, European Pressure Ulcer Advisory Panel and Pan Pacific Pressure Injury Alliance. Prevention and Treatment of Pressure Ulcers: Quick Reference Guide. Emily Haesler (Ed.). Cambridge Media: Osborne Park, Australia; 2014.

[7] Kottner J et al. Associations between individual characteristics and incontinence-associated dermatitis: a secondary data analysis of a multi-centre prevalence study. Int J Nurs Stud 2014; 51(10): 1373-1378

[8] Nicht jede Wunde am Gesäß ist ein Dekubitus – Entstehung, Prävention und Management Inkontinenz-assoziierter Dermatitis, Uebach B, Palliativmedizin 2017; 18(04): 189-193.

[9] Tomova-Simitchieva T, Lichterfeld-Kottner A, Blume-Peytavi U, Kottner J. Comparing the effects of 3 different pressure ulcer prevention support surfaces on the structure and function of heel and sacral skin: An exploratory cross-over trial. Int Wound J. 2018 Jun; 15(3): 429-437.

TEIL D
Hautpflege, Wundbehandlung und Ernährung

1. Hautpflege

1.1. Veränderungen der alternden Haut

Die Hautalterung ist ein komplexer biologischer Prozess, der zum einen durch genetisch bedingte Veränderungen bedingt ist, zum anderen durch äußere Umweltfaktoren, v. a. UV-Licht, bedingt wird [1]. Es wird weniger Kollagen produziert, die Kapazität der Fibroblasten nimmt ab und die elastischen Fasern in der Dermis reduzieren. Die Haut ist verdünnt [2] und trocken [3]. Zugrunde liegt diesen Prozessen eine Zellalterung, die dazu führt, dass alle Hautzelllinien weniger proliferieren, die Synthese der dermalen Matrix verlangsamt wird und gleichzeitig vermehrt Enzyme exprimiert werden, die Kollagen abbauen [1]. Der Körper verliert durch diese Bindegewebsveränderungen an Form, die alternde Haut zeigt Anfälligkeit für Reibung und Scherkräfte. Verstärkt wird dies durch äußere Faktoren wie langjährige Sonnenexposition, Rauchen oder Steroidmedikation. Auftretende Hautdefekte heilen deutlich langsamer ab [4] und nach Belastungen durch Irritantien kommt es zu einer verlangsamten Reparatur der Schäden [5]. Die Altershaut ist trocken, da die Talg- und Schweißproduktion reduziert sind. Da die Immunabwehr aufgrund einer Abnahme der Langerhanszell-Dichte in alternder Haut nachlässt [6], gelangen Makrophagen und Monozyten verzögert ins Wundgebiet. Damit dauert die Entzündungsphase deutlich länger.

Zusätzliche Hautprobleme wie z. B. eine gesteigerte Prävalenz von Pruritus spielen im Alter eine Rolle [7]. Die Zunahme von neoplastischen Hautveränderungen wie Basaliomen oder Plattenepithelkarzinomen als vornehmlich UV-induzierten Tumoren im Alter ist bei der Differenzialdiagnostik unklarer chronischer Wunden zu beachten. Auch geistige Veränderungen im Alter spielen eine Rolle. Die Wahrnehmungsfähigkeit nimmt ab und Rezeptoren werden weniger stimuliert. Dies begünstigt vor allem die Entstehung von Druckulzera. Mangelernährung und verminderte Mobilität im Alter unterstützen zusätzlich das Entstehen von chronischen Wunden.

1.2. Allergien bei Patienten mit chronischen Wunden

Menschen mit chronischen Wunden haben eine geschwächte Hautbarriere und sind daher anfälliger für weitere Hautveränderungen, wie z. B. Kontaktekzeme [8]. Diese können auf einen Kontakt mit einer reizenden Substanz oder auf eine allergische Reaktion zurückzuführen sein. Unter einem Ekzem versteht man primär eine typische Morphe von Hautveränderungen. Hierzu zählen Auftreten von Rötung, Schuppung, Bläschen, Erosionen mit Nässen oder tiefere Hauteinrisse, sogenannte Rhagaden. Zu unterscheiden ist zwischen akutem Auftreten und chronischem Verlauf. Um von dem zunächst nur beschreibenden Begriff Ekzem auf eine exakte Diagnose zu kommen, muss die genaue Genese abgeklärt werden [9]. Relevant für Patienten mit Ulcus cruris sind hier vor allem ein sebostatisches Ekzem, häufig infolge chronisch venöser Insuffizienz, ein irritatives Kontaktekzem, z. B. durch auslaufendes Wundexsudat sowie ein allergisches Kontaktekzem aufgrund einer sogenannten Spättyp-Allergie (Typ IV-Allergie).

Nach Hautkontakt mit einem potenziellen Allergen, der Aufnahme über die Haut und weiterer Prozessierung über sogenannte Antigen-präsentierende Zellen wird das Allergen von allergen-spezifischen T-Lymphozyten erkannt. Es ist somit eine Sensibilisierung erfolgt. Bei erneuter Exposition und Kontakt mit dem Allergen kommt es zu einer schnellen klonalen Vermehrung dieser spezifischen T-Lymphozyten, Wanderung an den Ort des erneuten Allergenkontaktes und Beginn einer entzündlichen Reaktion mit Zytokinausschüttung und Anlocken weiterer, auch unspezifischer Entzündungszellen. Dieser Prozess dauert üblicherweise 48–72 h bis zur Ausprägung erster Hautveränderungen. Unterscheidungskriterien für irritative und allergische Kontaktekzeme sind in Tabelle 1 einander gegenübergestellt. In der klinischen Praxis ist die Ursachenklärung jedoch nicht immer eindeutig. Insbesondere wenn vorbestehende irritative Ekzeme den Weg für Kontaktsensibilisierungen bahnen und sich somit zusätzlich ein allergisches Kontaktekzem im Sinne einer Pfropfallergie entwickelt.

Tab. 1: Unterscheidungskriterien irritativer und kontaktallergischer Ekzeme

Irritativ-toxisches Ekzem	**Kontaktallergisches Ekzem**
unmittelbarer Beginn	zeitverzögertes Auftreten
brennende Schmerzen	Juckreiz
scharf begrenzte Hautveränderungen	unscharfe Begrenzung, Streuphänomen

1.2.1. Diagnostisches Vorgehen bei Verdacht auf Kontaktallergie

Grundstein der allergologischen Diagnostik bildet eine ausführliche Anamneseerhebung. Hierbei sind Beginn und Dauer der Hautveränderungen sowie deren Dynamik zu erfassen und eine genaue zeitliche Zuordnung jeglicher im Wundbereich angewendeter Externa zu erstellen. Zu den am häufigsten vermuteten Allergenquellen bei Patienten mit Ulcus cruris zählen medizinische Salbengrundlagen, pflanzliche Wirkstoffe, Klebstoffe oder Körperpflegeprodukte.

Neben dem gehäuften Gebrauch unterschiedlichster topischer Substanzen und wiederholtem Wechsel verschiedenster Wundauflagen im Laufe der Erkrankung stellen das dauerhafte lokal inflammatorische Wundmilieu des Ulcus und die geschädigte Hautbarriere Risikofaktoren für die Entwicklung einer Typ IV-Sensibilisierung dar [10]. Bei Patienten mit chronisch venöser Insuffizienz bis hin zum Ulcus cruris venosum wurden Sensibilisierungsraten von um die 60 % festgestellt [11, 12]. Auf der Grundlage der erhobenen anamnestischen Hinweise können mögliche Kontaktsensibilisierungen durch eine Epikutantestung abgeklärt werden (Abb. 1). Bei diesem diagnostischen Test werden entweder vorgegebene Testsubstanzen nach Empfehlung der Deutschen Kontaktallergie Gruppe (DKG Blöcke) angewendet oder nach der Anamnese verdächtige Substanzen entsprechend zur

Testung aufbereitet [13]. Die klinische Relevanz muss unter Wertung der anamnestischen Angaben beurteilt werden. Substanzen mit Inhaltsstoffen, auf die eine Kontaktsensibilisierung oder -allergie nachgewiesen wurde, sollten in der weiteren Wundtherapie gemieden werden. Dies wird dann erschwert, wenn das genaue Allergen nicht identifiziert werden kann, wie z. B. bei positiver Reaktion auf eine Salbe oder eine bestimmte Wundauflage mit unklaren Inhaltsstoffen. Eine genaue Deklaration der Inhaltsstoffe ist daher gerade für Medizinprodukte wünschenswert.

Aktuelle Daten zeigen, dass v. a. Duftstoffe inkl. Perubalsam, Wollwachsalkohole und Kolophonium zu den führenden Allergenen in dieser Gruppe zählen [14], während bei Patienten ohne diese Diagnose Substanzen wie Nickel-(II)-Sulfat, Kaliumdichromat oder Methylisothiazolinon unter den führenden Allergenen zu finden sind [9].

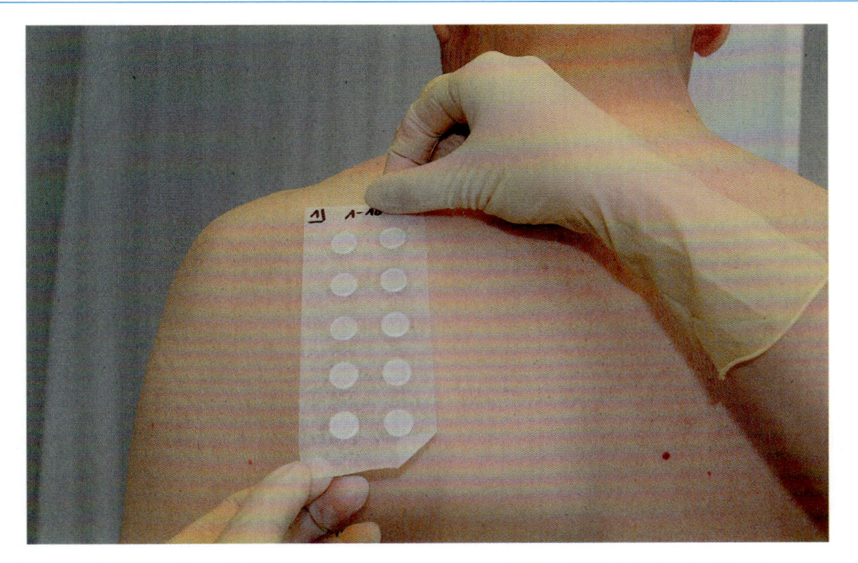

Abb. 1: Aufbringen der Testsubstanzen auf den Rücken im Rahmen der Epikutantestung

1.2.2. Therapie bei kontaktallergischen Ekzemen

Im Rahmen einer optimierten Wundversorgung können Irritationen in der Wundumgebung durch ein adäquates Exsudatmanagement mit modernen Wundauflagen wie Superabsorbern oder speziellen Produkten zum Wundrandschutz vermieden werden. Irritativen Ekzemen kann hierdurch vorgebeugt werden und das Risiko von Pfropfsensibilisierungen auf vorgeschädigter Haut wird vermindert. Zusätzliche Allergieprävention kann vor allem bei Patienten mit chronisch venöser Insuffizienz und Ulcus cruris venosum in einer frühzeitigen ausreichenden Behandlung des sebostatischen Ekzems bestehen, um die natürliche Hautbarrierefunktion zu stärken. Sind bereits ekzematöse Hautveränderungen aufgetreten, so besteht neben adäquatem Wundrandschutz die Notwendigkeit einer basistherapeutischen Hautpflege und Rückfettung. Die Galenik muss dabei nach der führenden Symptomatik der Hautveränderungen ausgewählt werden. Darüber hinaus kommen vor allem in der akut-entzündlichen Phase steroidhaltige Externa zur Anwendung. Antibiotikahaltige Cremes und Salben können bei Bedarf in der Wundumgebung eingesetzt werden, hier besteht jedoch erfahrungsgemäß ein erhöhtes Sensibilisierungspotenzial. Im direkten Kontakt mit der Ulzeration sollten die o. g. Externa nicht angewendet werden, da dies nicht ihrer Zulassung entspricht.

1.3. Allgemeine Pflegeempfehlungen

Ziel einer Hautpflege, gerade beim alten Patienten, ist die Wiederherstellung der Hautbarriere und deren Schutzfunktion. Extrinsische Faktoren, die die Hautalterung oder -austrocknung begünstigen, sollten vermieden werden. So ist beispielsweise Duschen empfehlenswerter als ein langes Wannenbad. Es sollten pH-neutrale Produkte zur Körperpflege genutzt werden. Nach dem Abtrocknen der Haut empfiehlt sich das regelmäßige Eincremen mit rückfettenden Hautpflegeprodukten. Eine Beratung über unterschiedliche Pflegeprodukte und deren prophylaktischer Einsatz ist daher gerade bei wundgefährdeten Patienten essenziell. Zur Hautpflege bieten sich O/W- und W/O-Emulsionen je nach Hautzustand an. Das Auftreten oberflächlicher Verletzungen, gerade bei sehr empfindlicher Haut, kann durch eine regelmäßige und sachgerecht durchgeführte Hautpflege vermieden werden [15, 16]. Produkte mit wundheilungsstimulierenden Inhaltsstoffen wie beispielsweise Dexpanthenol können diese reparativen Prozesse unterstützen und bei sehr oberflächlichen Wunden direkt die Wundheilung unterstützen. Dexpanthenol stimuliert die Zellteilung, deren Differenzierung und verkürzt die Entzündungsphase [17]. Bei tieferen Wunden fehlt die Indikation und Zulassung für topische Externa, die ein Einbringen in die Wundhöhle erlauben. Hier sollte auf passende Wundauflagen oder Hydrogele zurückgegriffen werden. Zur Prophylaxe der Inkontinenz-assozierte Dermatitis spielt neben kontinenzfördernden Maßnahmen die Versorgung mit absorbierenden Inkontinenzprodukten und eine adäquate Hautpflege eine wichtige Rolle. Dabei ergänzen sich Produkte zum Hautschutz, zur Hautreinigung und der Hautpflege. Bereits das Risiko für eine Inkontinenz-assozierte Dermatitis muss frühzeitig erkannt werden und neben Pflegeprodukten mit hydrophiler Grundlage spielen hier Filmbildner wie Dimethicone und andere Polymere eine Rolle. Evidenzen hinsichtlich der Anwendungsempfehlungen fehlen derzeit. Auch Produkte zur Hautreinigung nach Kontamination mit Urin oder Stuhl sind sorgfältig auszuwählen und zusätzliche Irritation ist zu vermeiden. Reinigungsschäume oder getränkte Einwegtücher können Irritationen durch ein Zuviel an Feuchtigkeit vermindern. Auf potenzielle Allergene wie Duftstoffe oder Konservierungsmittel muss geachtet werden. Mechanische Faktoren beim Trocknen der Haut müssen vermieden werden. Insbesondere bei massiver Wundexsudation ist ein Wundrandschutz, z. B. durch Filmbildner, unerlässlich.

Pastöse Rezeptur-Grundlagen zeigen hier zwar einen positiven, austrocknenden Effekt, jedoch ist die Entfernung von Pastenresten oft schwierig und kann die Wundbeurteilung nachhaltig verfälschen. Daher sind farblose Externa zu bevorzugen. Dennoch können in Einzelfällen beispielsweise zinkhaltige Externa indiziert sein. Bei Kombination mit adhäsiven Wundauflagen ist der Wundrandschutz so zu wählen, dass die Haftung der Wundversorgung nicht beeinträchtigt wird. Hierzu stehen spezielle Produkte zur Verfügung, z. B. Brava® Schutzcreme, Cavilon™ Hautschutzprodukte oder Secura® Hautschutz. Die genauen Anwendungshinweise sind stets zu beachten. Auch Wundauflagen wie Hydrofaserverbände oder auch Superabsorber können den Wundrand durch ihre vornehmlich vertikale Flüssigkeitsaufnahme und gute Retentionseigenschaften nachhaltig schützen.

Bei bakterieller oder mykologischer Besiedelung in der Wundumgebung können antimikrobiell wirksame Inhaltsstoffe wie Antiseptika (z. B. Polihexanid) oder erregerspezifische Substanzen wie Antibiotika oder Antimykotika verwendet werden. Gerade bei Letzteren ist auf das allergene Potenzial zu achten und die Indikation zur Anwendung genau zu stellen. Eine Anwendung in der Wunde selbst ist außerhalb der Zulassung und daher nicht empfohlen. Eine Erregerdiagnostik vor Einleitung einer spezifischen Lokaltherapie ist in diesen Fällen wünschenswert.

2. Spezifische Wundversorgung

2.1. Phasen der Wundheilung

Die physiologisch ablaufende Wundheilung ist ein komplexer Prozess unter Beteiligung vieler Signalwege und Botenstoffe. Die einzelnen Wundheilungsphasen laufen dabei nicht streng nacheinander, sondern zeitweise auch gleichzeitig in einer Wundfläche ab (Abb. 2). Durch Wundheilungsstörungen bzw. bestimmte Grunderkrankungen kommt es zu einer Fehlregulierung dieser Prozesse [18].

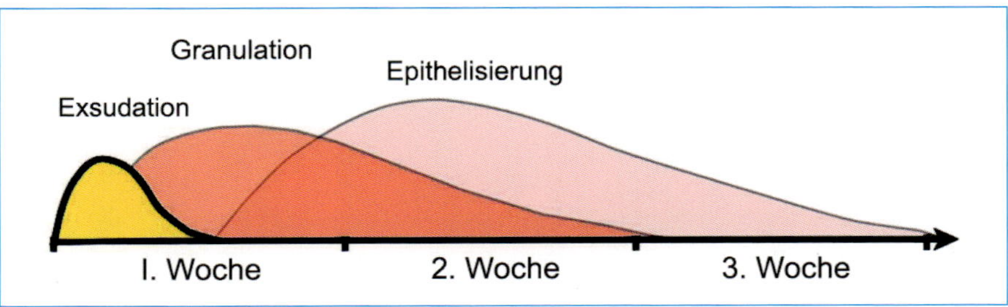

Abb. 2: Ablauf der Wundheilungsphasen (mit freundlicher Genehmigung von Fr. Dr. Oeckl, Chirurgie Universitätsklinikum Erlangen)

Im Folgenden sind die Phasen und deren vorrangige Prozesse genauer dargestellt:

Exsudationsphase (Entzündungsphase, Selbstreinigungsphase)
- Aktivierung der Gerinnungskaskade: Vernetzte Fibrinmoleküle dienen als Leitstruktur für einwandernde Zellen
- Freisetzung von Wachstumshormonen durch Thrombozyten in der Wunde
- Einwanderung von neutrophilen Granulozyten zur Infektabwehr durch Phagozytose und Bildung von O_2-Radikalen
- Endogenes Debridement durch Proteasen (Leukozyten-Elastase, Cathepsin G, etc.)
- Aktivierung von Wundmakrophagen durch Zytokine (späte Entzündungsphase)

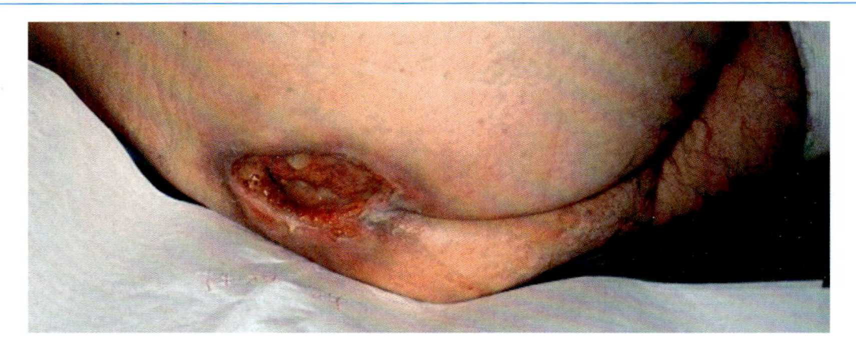

Abb. 3a: Dekubituswunde in der Exsudationsphase

Proliferationsphase (Granulationsphase)
- Angiogenese/Vaskularisation
- Abbau des Fibrinnetzes durch Fibrinolyse
- Auffüllen der Wunde mit Narbengewebe (Fibroblasten, Kollagen)
- Vertikaler Gewebeaufbau

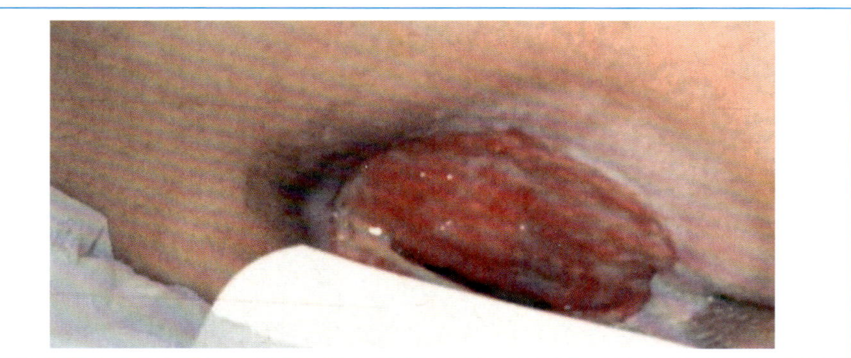

Abb. 3b: Dekubituswunde in der Granulationsphase

Reepithelisierungsphase

- Keratinozyten an den Wundrändern: interstitielle Kollagenase,
- Fibronectin, Laminin S: Bestandteile der Basalmembran
- Regeneration der Basalmembranzone und Epidermis
- Wiederherstellung der Barrierefunktion der Haut
- Horizontaler Gewebeaufbau

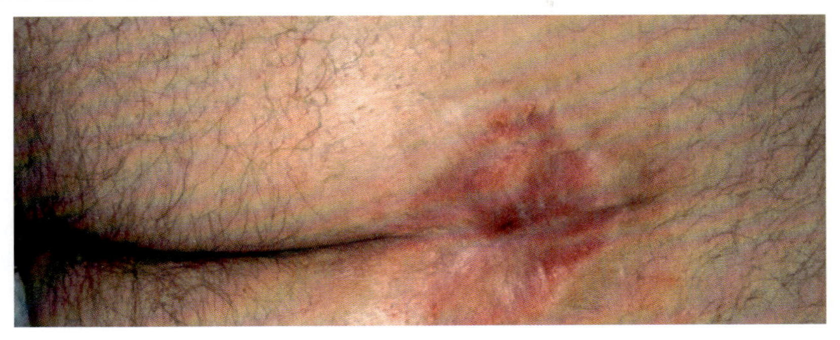

Abb. 3c: Dekubituswunde in der Epithelisierungsphase

2.2. Wundreinigung

Eine mechanische Wundreinigung sollte bei jedem Verbandswechsel erfolgen, auch um eine sinnvolle Wundbeurteilung zu ermöglichen. Bei einer sauberen Wunde reicht hierzu eine NaCl 0,9 % Spüllösung, eine Ringerlösung oder gefiltertes Leitungswasser aus. Bei kritisch kolonisierten oder infizierten Wunden können Antiseptika zur Anwendung kommen (s. Kap. 2.4.). Durch Zugabe antiseptischer Substanzen konservierte Wundspüllösungen mit längerer Gebrauchszeit sind von »echten« Antiseptika zu unterscheiden. Auf eine ausreichend lange Anwendungszeit je nach Herstellerangaben ist zu achten. Nach der Wundreinigung sollte die Wundbeurteilung durch den Wundexperten, am besten auch eine fotografische Wunddokumentation, erfolgen.

Zum Lösen von Nekrosen oder Fibrinbelägen stehen verschiedene topische Optionen zur Verfügung, wie z. B. Hydrogele oder enzymhaltige Formulierungen.

Bei festhaftenden Belägen oder Infektion kann eine chirurgische Wundreinigung (Debridement) erforderlich sein. Dies kann in Lokalanästhesie mit Ringcurette, Skalpell oder ultraschall-assistiert erfolgen. Fallweise ist eine chirurgische Wundreinigung in Vollnarkose erforderlich. Zudem stehen biochirurgische Verfahren mit Anwendung von steril gezüchteten Fliegenlarven im stationären Bereich zur Verfügung.

2.3. Verbandsstoffe

Die Vielzahl an Verbandsmaterialien, die für chronische Wunden zur Verfügung stehen, ist heutzutage selbst für ausgebildete Wundexperten fast nicht mehr zu überblicken. Es ist daher sinnvoll, sich die dahinterstehende Systematik der Materialien zu verdeutlichen und sich für jede Konstellation eines Wundzustandes (trocken/nässend, tief/flach, belegt/sauber, infiziert/kolonisiert) ein Therapiekonzept zu überlegen. Erst dann kann man sinnvoll Produkte unterschiedlicher Hersteller aus einer Materialgruppe vergleichen und bewerten. Über die Erstattungsfähigkeit der Produkte erfolgt gerade eine ausgedehnte politische Diskussion im Rahmen des Heil- und Hilfsmittelversorgungsgesetzes [19].

Die beste Wundauflage wird die Wunde jedoch nicht zur Abheilung bringen, wenn die Rahmenbedingungen nicht stimmen. Neben der Optimierung des lokalen Wundmilieus gehört immer ein Blick auf den ganzen Patienten zu einer systematischen Therapie. Die Bedeutung der kausalen Behandlung bestehender Gefäß- oder metabolischer Erkrankungen wurde in den entsprechenden Kapiteln bereits besprochen. Besteht eine bakterielle Infektion, muss diese als Erstes lokal und ggf. systemisch behandelt werden. Immunologische Erkrankungen wie Vaskulitiden oder beim Pyoderma gangränosum bedürfen einer immunsuppressiven Therapie. Auch Mangelernährung oder Mobilitätseinschränkungen können die Wundheilung negativ beeinflussen und müssen optimiert werden. Tab. 2 zeigt eine Systematik der Wundtherapeutika, deren Eigenschaften und Indikation.

Tab. 2: Verschiedene Wundtherapeutika und deren Indikationen [20, 21]

Verbandsstoff	Aufbau und Eigenschaften	Indikation	Hinweise zur Anwendung
Hydrogele 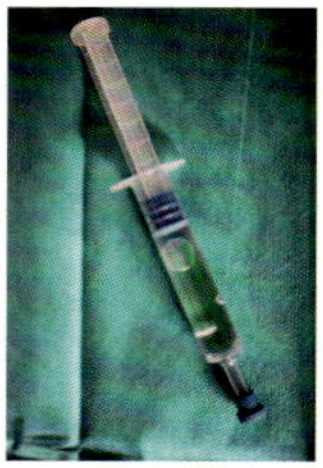	• bestehen je nach Produkt zwischen 60 und 95 % aus Wasser und Gelbildnern • Das Wasser dringt in Nekrose ein und befeuchtet sie • Die Gele können geringe Mengen Wundexsudat binden • unterstützt die autolytische Wundreinigung	trockene Wunden mit wenig Exsudat	• passender Sekundärverband wichtig → muss 24 Std. halten, damit körpereigene Enzyme wirken • können bis zu drei Tage in der Wunde verbleiben, wenn der Sekundärverband dies zulässt • Sekundärverband, z. B. Folie, Hydrokolloide oder Polyurethan-Schaumverbände • Es gibt mit antibakteriellen Zusätzen (Polyhexanid, Octenidin) konservierte Hydrogele

Verbandsstoff	Aufbau und Eigenschaften	Indikation	Hinweise zur Anwendung
Alginate	• aus wirkstofffreien Calcium-Alginat-Fasern • Verbandsstoff und Wundexsudat tauschen Kalziumionen des Alginats gegen Natriumionen des Wundexsudats • saugfähig • Aufnahme von Keimen und Wunddetritus neben überschüssigem Wundexsudat möglich • wegen des Calciumanteils blutstillend	mittelstark bis stark exsudierende Wunden, Wunden mit Fibrinbelägen	• locker in Wundhöhlen oder Wundtaschen einlegen • nicht fest tamponieren • Alginat nicht über den Wundrand hinauslegen (Gefahr der Mazeration)
Hydrofaserverbände 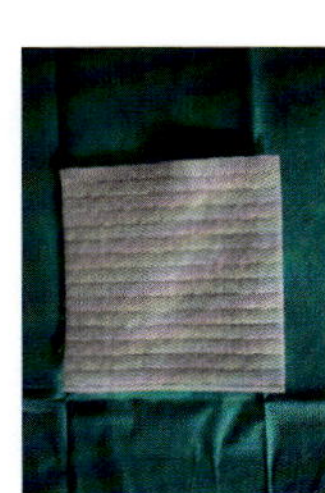	• aus Natrium-Carboxymethylcellulose • Exsudataufnahme sehr rasch • hält Wunde feucht, kein Verkleben mit Wunde	mittelstark und stark exsudierende Wunden	• Sekundärverband ist erforderlich • Ein sehr guter Wundrandschutz, der Verband darf die Wundränder überlappen, da das Exsudat nur vertikal aufgenommen wird

Verbandsstoff	Aufbau und Eigenschaften	Indikation	Hinweise zur Anwendung
Hydrokolloide 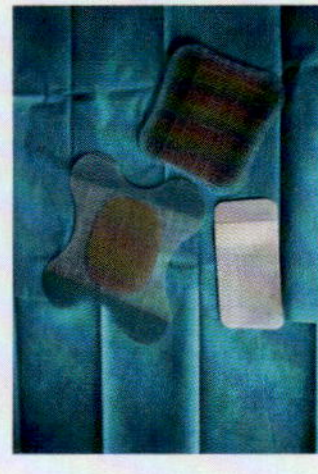	• Polymer, in das Gelbildner eingebettet sind • Gelbildner gehen bei Kontakt mit Wundexsudat in Gel über • Gel hält Wunde feucht und warm • fördert die Granulation	schwach exsudierende Wunden (z. B. Dekubitus, Spalthautentnahmestellen, Verbrennungen bis Grad 2a, Versorgung von primär heilenden Wunden)	Kontraindikationen: • infizierte Wunden • Tumorwunden • ischämische Ulcera • freiliegendes Knochen-, Sehnen und Knorpelgewebe • Verbrennungen 3. Grades • kalt gelagerter Verband klebt schlecht • Verband atraumatisch durch Überdehnen abnehmen • im Einzelfall Mazerationen des Wundrandes durch Gelbildung möglich → Wundrandschutz (z. B. Cavilon®)
Schaumverbände 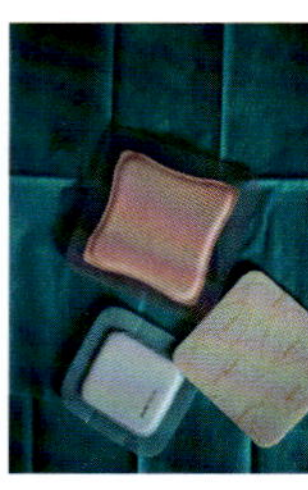	• aus Polyurethan • nicht- oder selbsthaftende Verbände • durch Struktur dieses Verbandes füllt er sich mit Wundexsudat und hält den Kontakt zur Wunde • ideales Wundmilieu durch gespeichertes Wundexsudat • schützen vor Verkeimung • wasserdampfdurchlässig	mittelstark und stark exsudierende Wunden	• exsudiert die Wunde weniger, besteht die Gefahr des Verklebens der Wunde mit dem Schaumverband • silikonbeschichtete Verbände garantieren atraumatischen Verbandswechsel

Verbandsstoff	Aufbau und Eigenschaften	Indikation	Hinweise zur Anwendung
Wunddistanzgitter	• wirkstofffrei oder mit Medikamenten imprägniert (z. B. Silbersulfadiazin) • Baumwolle, perforierte Polyurethanfolien oder Viskose • trennen Verband von Wunde • hydrokolloid, mit Salben oder Silikon erhältlich • Einsatz bei Vakuumtherapie zwischen Wunde und PU-Schwamm	Abdeckung von Wunden nach Operationen oder Traumen, Schutz während der Epithelisierungsphase	• keine antibiotikahaltigen Produkte verwenden (Ausnahmen sind onkologische Wunden)
Superabsorberverbände	• Polyacrylate, Cellulosefasern	extrem nässende Wunden	mit und ohne Haftrand erhältlich

Neben den oben genannten Wundauflagen, die mittlerweile weitgehend als Standard in der modernen Wundversorgung gelten können, bietet der Markt zunehmend auch interaktive Wundauflagen, die mit dem Wundgrund in Interaktion treten. Neben den in Kapitel 2.4. beschriebenen antimikrobiell wirksamen Wundauflagen, enthalten die neuen Wundauflagen beispielsweise Zusätze von Ibuprofen oder spezielle Zuckermoleküle, die die in chronischen Wunden überschießend vorliegenden Proteasen abfangen.

2.4. Antimikrobielle Wundtherapie

Bei der Diskussion über mikrobielle Belastung einer Wunde muss zwischen infizierten, kritisch kolonisierten, kolonisierten und kontaminierten Wunden unterschieden werden. Eine Kontamination oder reine Kolonisation mit Vermehrung der Erreger muss nicht speziell behandelt werden. Hier reichen reinigende Maßnahmen, z. B. die Anwendung einer Wundspüllösung. Erst bei Erreichen einer kritischen Erregerzahl, die dann auch negativen Einfluss auf die Wundheilung nimmt, sind antimikrobielle Maßnahmen notwendig. Wichtig ist, dass im Stadium der kritischen Kolonisation noch keine Indikation für eine Antibiotikagabe vorliegt. Desinfizierende Maßnahmen, z. B. Umschläge mit Octenidin-getränkten Kompressen in ausreichender Einwirkzeit bei jedem Verbandswechsel, sind ausreichend. Bei einer lokalen Infektion finden sich lokale Infektionszeichen wie Geruchsbildung, Rötung in der Wundumgebung oder Stagnation der Wundheilung. Auch hier reichen antiseptische Maßnahmen und antimikrobiell wirksame Wundauflagen meist therapeutisch aus. Bewährt haben sich auch Wundspüllösungen mit Natriumhypochlorit, deren Einsatz gerade wieder eine Renaissance erfährt. Erst bei Auftreten systemischer Infektionszeichen, wie fortschreitende Hautrötung (Lymphangitis) und/oder Fieber, schlechter Allgemeinzustand, Lymphknotenschwellung, erhöhte Entzündungsparameter im Labor, besteht die eindeutige Indikation für eine systemische, antibiotische Therapie. Liegen Risikofaktoren, wie Diabetes mellitus oder pAVK, vor, muss die Indikationsstellung für eine Antibiotikatherapie erweitert werden. Abb. 4 veranschaulicht die Therapiekonzepte.

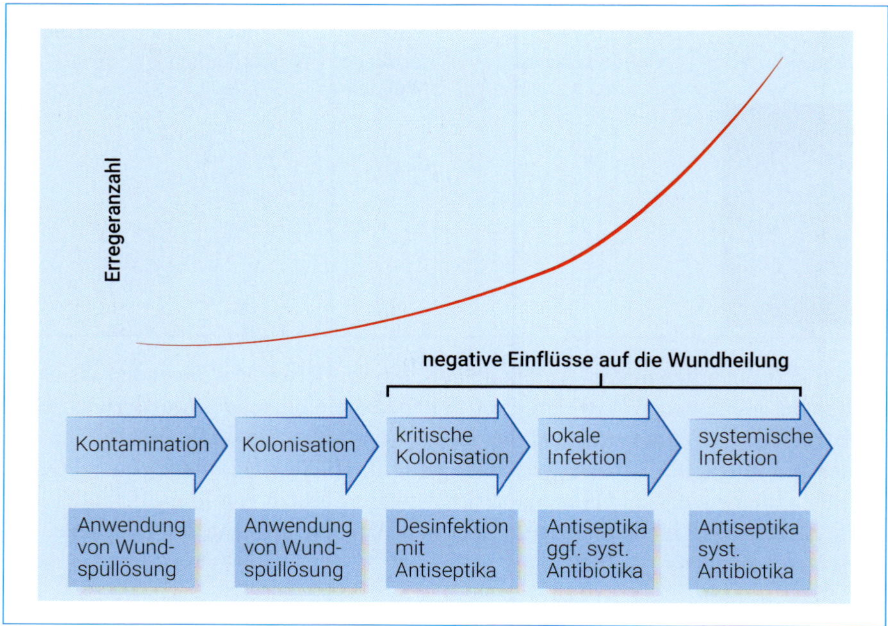

Abb. 4: Therapeutisches Vorgehen in Abhängigkeit von der bakteriellen Belastung in der Wunde

Sowohl bei infektgefährdeten, kritisch kolonisierten Wunden als auch bei infizierten Wunden finden antimikrobiell wirksame Wundauflagen ihre Anwendung. Hier kommen verschiedene Substanzen zum Einsatz, wie Silber oder Polihexanid, welche in das Verbandsmaterial eingearbeitet sind und in unterschiedlichem Maße an die Wunde abgegeben werden können. Der Einsatz antimikrobieller Wundauflagen muss in regelmäßigen Abständen hinterfragt werden und sollte nicht dauerhaft erfolgen. Nach erfolgreicher Infekttherapie kann wieder auf moderne Wundauflagen ohne antimikrobielle Komponente umgestellt werden [22]. Abb. 5 und 6 zeigen infizierte Wunden, bei denen das Vorliegen systemischer Infektionszeichen geprüft und ggf. eine antibiotische Therapie eingeleitet werden muss.

Antibiotikahaltige Externa sind in der direkten Wundbehandlung (Einbringen IN die Wunde) aufgrund des erhöhten Risikos für Kontaktallergien obsolet. (Semi-) okklusive Wundauflagen wie Hydrokolloide dürfen bei infizierten Wunden nicht verwendet werden.

Die Anwendung von Leitungswasser in der Therapie chronischer Wunden wird immer wieder kritisch diskutiert. Die KRINKO und das Robert-Koch-Institut haben eindeutige Empfehlungen zur Sterilität von Wundspüllösungen gegeben. Gerade im Hinblick auf Infektionen mit z. B. Pseudomonas aeruginosa kann der Einsatz von Sterilfiltern bei der Anwendung von Leitungswasser zur Wundreinigung empfohlen werden [23].

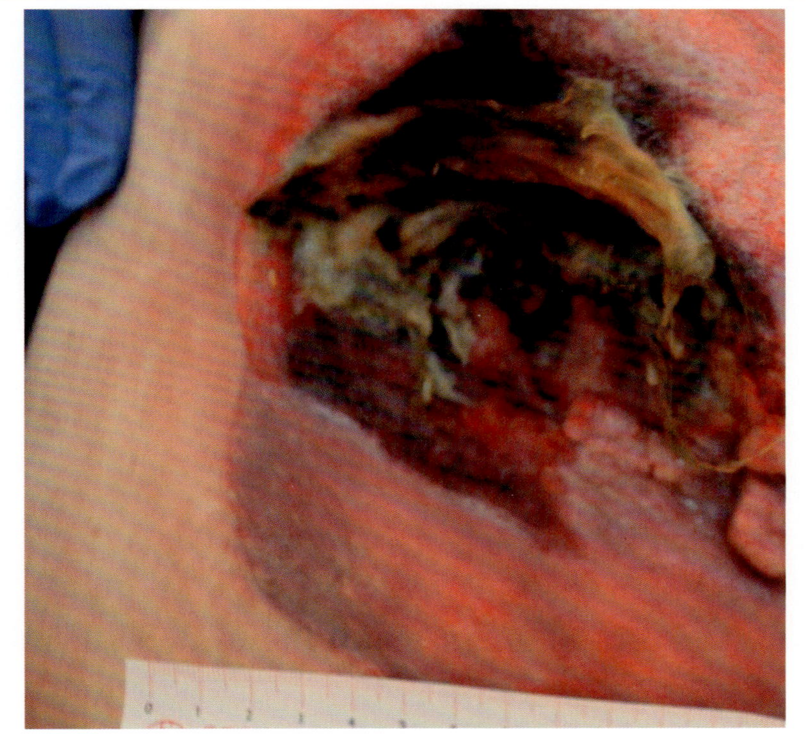

Abb. 5: Wundinfektion bei Dekubitus

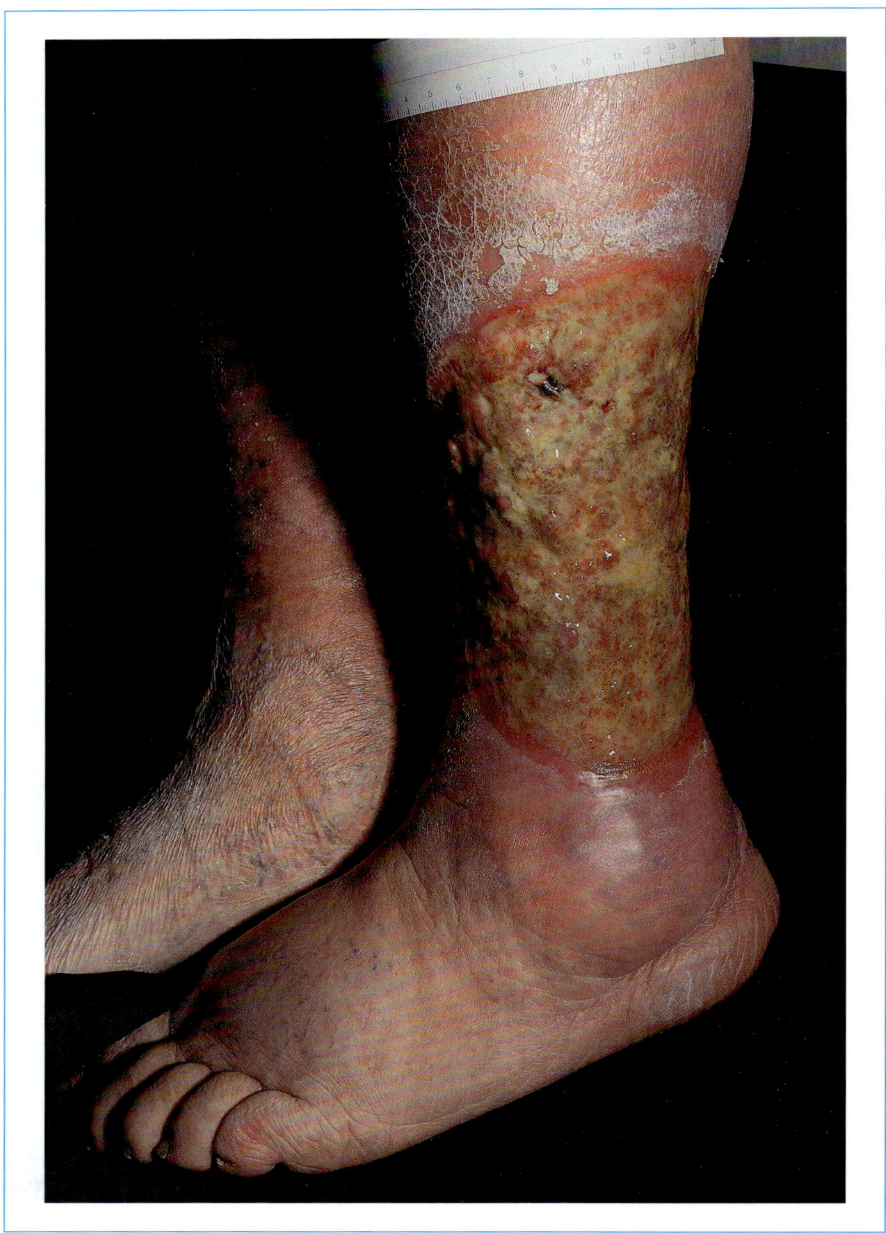

Abb. 6: Wundinfektion bei Ulcus cruris venosum

2.5. Durchführung eines Verbandswechsels

Die Wundversorgung erfolgt mit sterilen Materialien und unter strengen hygienischen Bedingungen. Jede Wunde ist aseptisch zu behandeln, da eine Keimbesiedelung die Wundheilung behindert. Wichtig ist eine sinnvolle Reihenfolge der Verbandswechsel. Ist ein Verbandswechsel bei mehreren Patienten erforderlich, versorgen Pflegekräfte zuerst aseptische, dann kontaminierte und kolonisierte, danach septische und zum Schluss Wunden mit Problemkeimen, z. B. MRSA/MRE.

Vorbereitung:

- Material auf flächendesinfiziertem Tablett oder Beistelltisch vorbereiten
- Abfallbehälter bereitstellen
- Fenster und Türen schließen
- Schutzunterlage unter zu versorgendes Körperteil legen
- Schutzkleidung oder eine Einmalschürze anlegen
- Händedesinfektion und Anlegen von unsterilen Handschuhen
- alten Verband entfernen
- tiefer liegende Tamponaden oder Verbandsstoffe mit steriler Pinzette beseitigen
- Inspektion des alten Verbandes auf beispielsweise Art und Menge des Sekrets, Blutbeimengungen, Geruch
- Handschuhe verwerfen, hygienische Händedesinfektion, neue sterile Handschuhe anziehen
- Wundreinigung mittels Spüllösung oder ggf. Antiseptika je nach Wundzustand und ärztlicher Anordnung: aseptische und kontaminierte Wunden von innen nach außen, septische Wunden von außen nach innen reinigen
- gereinigte Wunde inspizieren
- Handschuhe verwerfen und hygienische Händedesinfektion
- Wundversorgung entsprechend der Wundheilungsphase nach ärztlicher Anordnung und Fixierung des Verbandes
- Dokumentation des Verbandswechsels und Wunddokumentation

Zur Nachbereitung gehören das Entsorgen des Abfalls, der Einmalinstrumente oder das Aufbereiten der wiederverwendbaren Instrumente. Pflegekräfte wischdesinfizieren die Arbeitsflächen und beachten die persönliche Hygiene [20, 21].

In einigen Fällen wünschen Patienten oder Angehörige die Wundversorgung selbst zu übernehmen. Hier ist besonders große Sorgfalt auf eine ausführliche Anleitung und Schulung zu legen. Dem Apotheker kommt hier erneut eine beratende Rolle zu.

2.6. Tipps und Tricks beim Verbandswechsel

Ein erfolgreiches Verbandskonzept ist einfach, übertragbar und bezahlbar! Die Wundumgebung sollte rasiert, trocken und ohne Hautirritationen sein. Selbstklebende Verbände können die Haut auf Dauer schädigen. Deshalb sollte die Haut immer mit einem geeigneten Produkt gepflegt oder auch zusätzlich geschützt werden (z. B. Cavilon™, Brava® Schutzcreme). Ebenfalls geeignet für einen atraumatischen Verbandswechsel sind silikonbeschichtete Produkte und Hafträndern. Die Verbandsstoffe werden der Wundheilungsphase entsprechend ausgewählt und sorgsam eingesetzt. Ideal sind Verbandswechselzyklen alle zwei bis drei Tage.

Tipps bei Verbandswechseln:
Beim Verbandswechsel können selbsthaftende Verbände (Folien, Hydrokolloidverbände usw.) durch Überdehnen gelöst werden (Abb. 7).

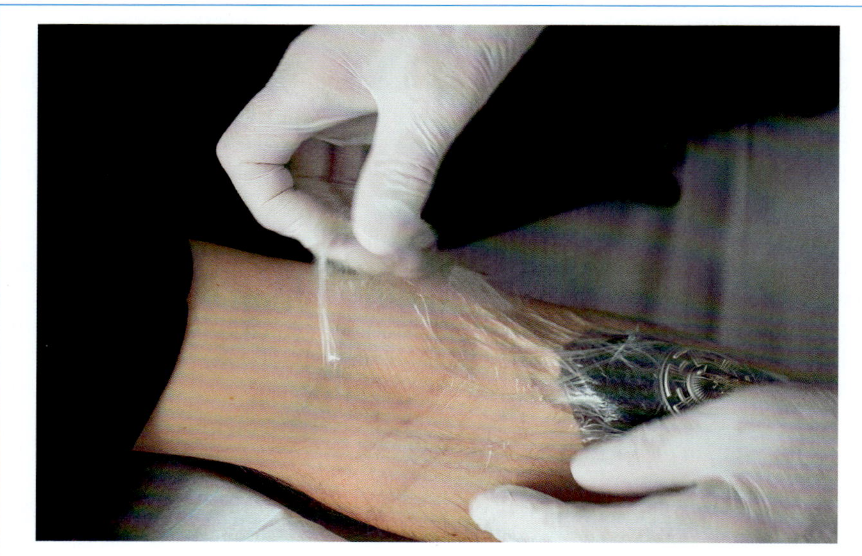

Abb. 7: Vereinfachtes Lösen eines Folienverbandes durch Überdehnen

Moderne Wundauflagen können durch einfache zusätzliche Fixierung noch besser haltbar gemacht werden.

- Zusätzliches Fixieren mit Folie
- Zusätzliches Anwickeln (z. B. an der Ferse) mit einer Mullbinde
- Schützen des Verbandes im Beckenbereich mit enganliegender Wäsche oder Verbandshosen (Abb. 8)

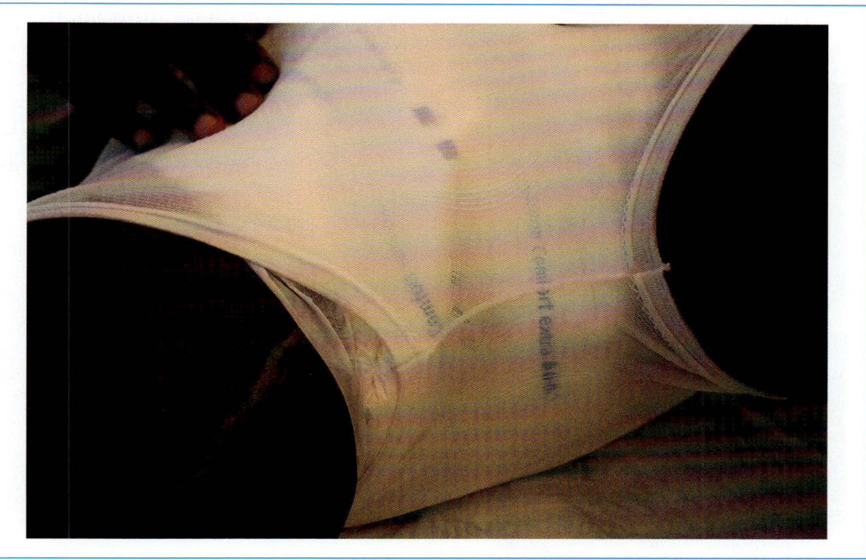

Abb. 8: Fixieren eines Verbandes in der Genitalregion mit Hilfe von Verbandshosen aus elastischem Material

Verbandstechniken am Fuß

Am Fuß darf grundsätzlich kein Verband drücken und er muss in eine adäquate Schuhversorgung passen. Die jeweiligen Grunderkrankungen sind zu beachten. So kann beispielsweise beim diabetischen Fuß infolge der autonomen Neuropathie eine sehr trockene Haut vorliegen. Die Wundauflage muss dementsprechend ausgewählt werden, z. B. können Hydrokolloidverbände durch die Gelbildung zu Mazerationen führen. Bei Vorliegen einer Wundkolonisation oder -infektion sind entsprechend geeignete Wundauflagen zu wählen. Die folgenden Bilderserien zeigen Ihnen Möglichkeiten der Wundversorgung am Fuß (nachgestellt mit einem gesunden Probanden). Eine sorgfältige Wundreinigung und Auswahl der richtigen Wundauflage wird vorausgesetzt.

Schutz der Zehenzwischenräume

Gerade im Falle von Diabetikern oder bei Wunden mit starker Exsudation oder Infektion sind häufig auch die nicht von einer Wunde betroffenen Zehenzwischenräume mazeriert. Fallweise liegt auch eine Hautmykose vor. Diese sollte mit entsprechenden Externa behandelt werden. Um die Zehenzwischenräume vor zur starker Feuchtigkeit zu schützen, können konservative Verbandsstoffe wie Kompressen genutzt werden.

Tab. 3: Schutz der Zehenzwischenräume vor Mazeration durch Einlegen trockener Kompressen

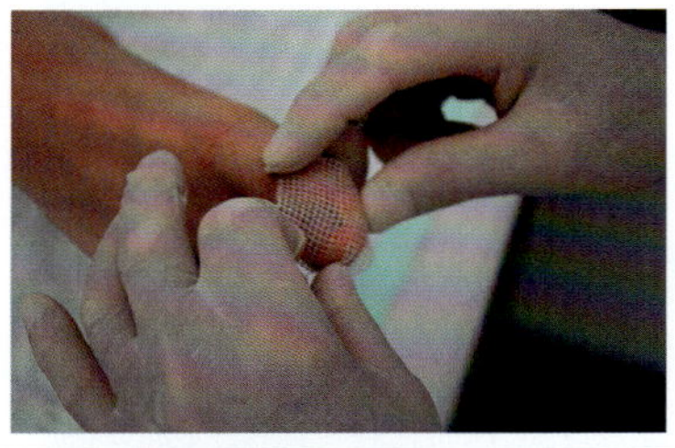	Die »Wunde« am Großzeh wird mit einem Wunddistanzgitter (z. B. einer Fettgaze) abgedeckt.
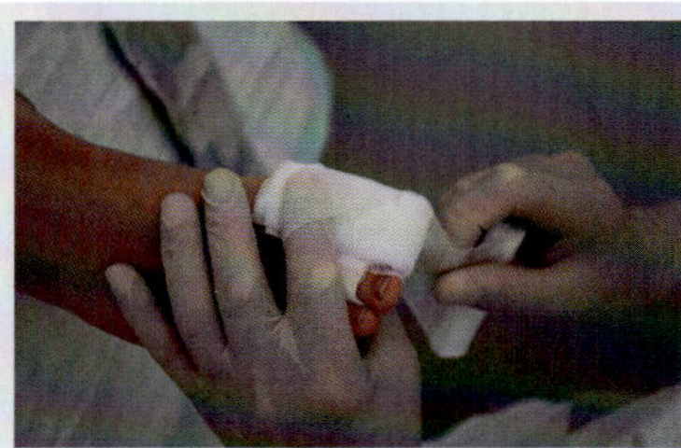	Das Distanzgitter wird mit einer kleinen Kompresse und Mull fixiert. Die Zehenzwischenräume werden durch lockeres Einlegen von Kompressen trockengehalten.
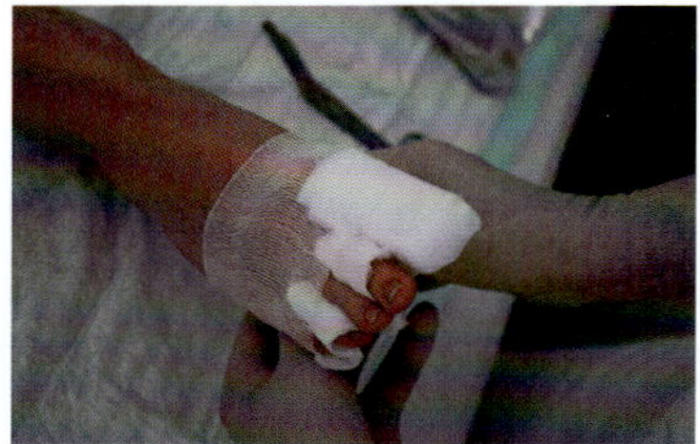	Mit einer Mullbinde werden der Großzeh und der Vorfuß verbunden.
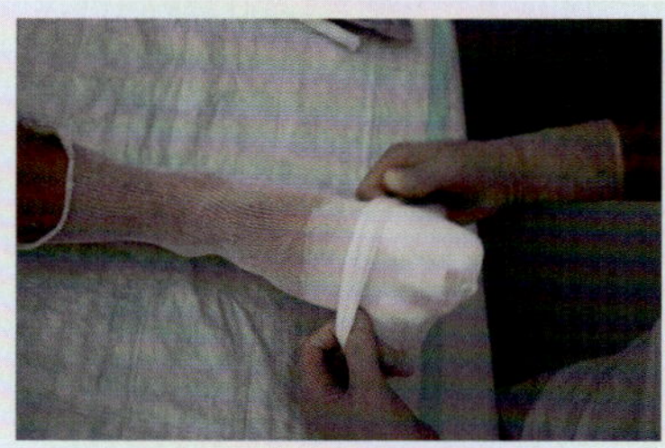	Der ganze Verbandsstoff wird mit einem passenden Schlauchverband sicher fixiert.
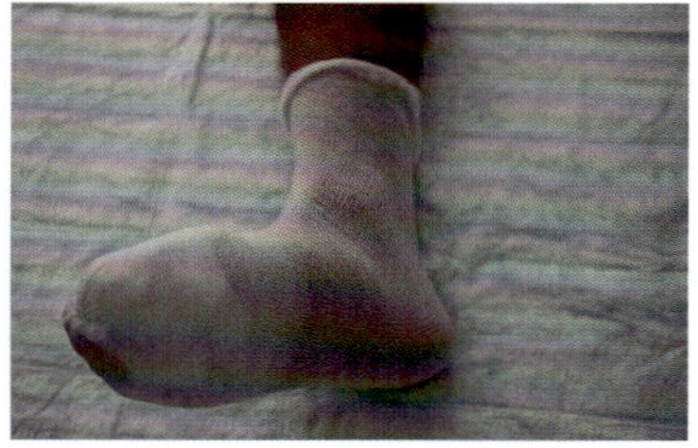	Bei der gezeigten Technik erfolgt der Verbandswechsel täglich.

Fixieren moderner Wundauflagen an Zeh und Ferse

Tab. 4: Anbringen eines dünnen Schaumverbandes an der Zehe

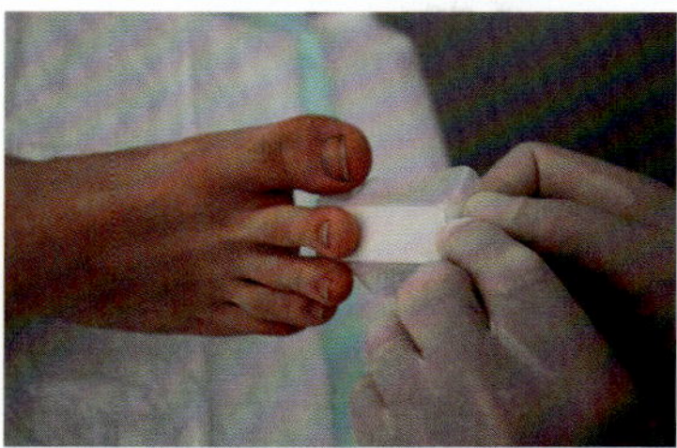	Mit dünnen selbsthaftenden Schaumverbänden können Sandwichverbände hergestellt werden.
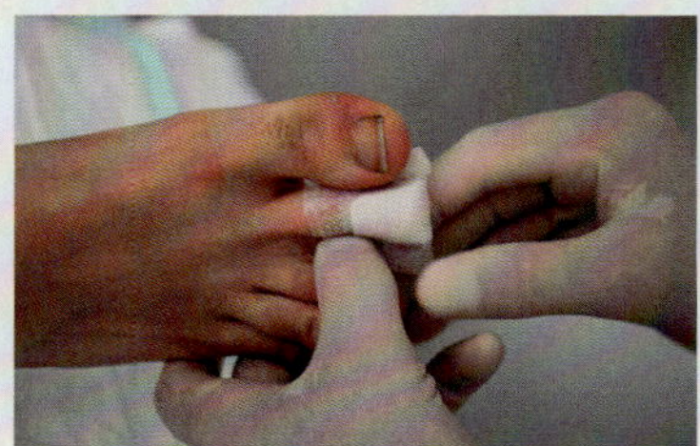	Die Hälfte des Verbandes wird auf die Unterseite geklebt.
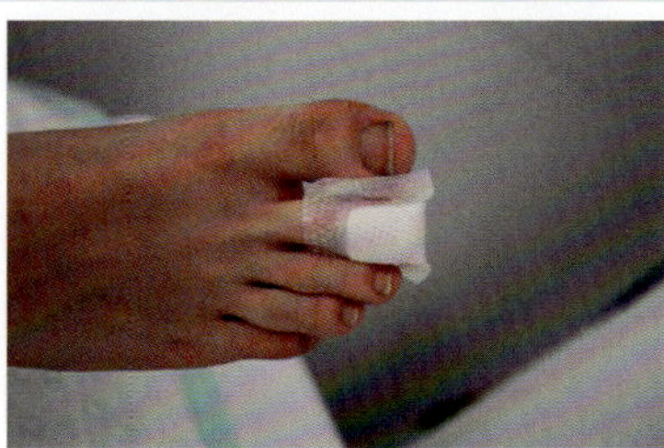	Der fertige Verband kann zwei bis drei Tage belassen werden.

Tab. 5: Anbringen eines Schaumverbandes im Zehenzwischenraum durch gezielten Zuschnitt

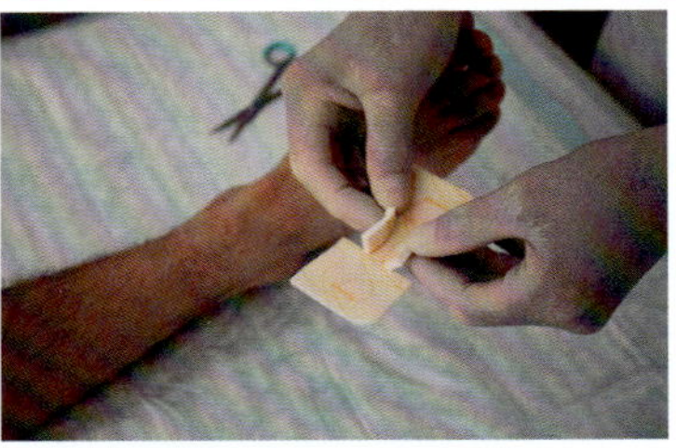	In diesem Beispiel wird eine Schaumauflage der Größe 5 × 7 cm genutzt.
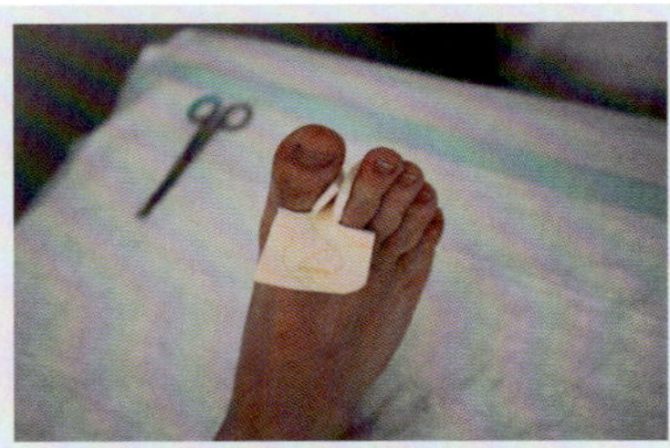	Der gezeigte Zuschnitt durch vier kleine Einschnitte verleiht dem Verband eine enorme Flexibilität.
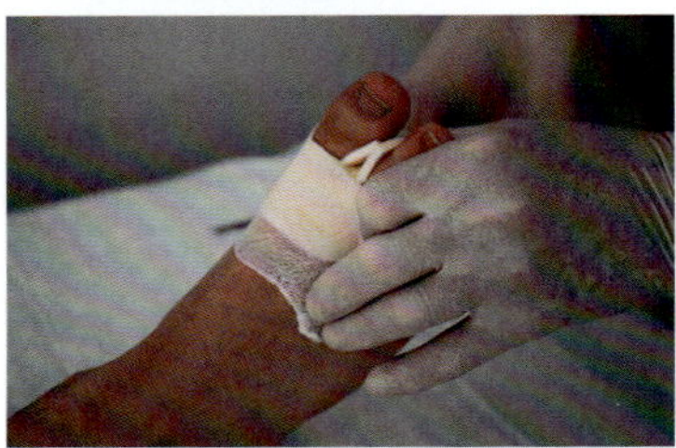	Zur Fixierung dienen Mullbinden, Folie oder Klebevlies (z. B. Fixomull®). Der Verband kann zwei bis drei Tage belassen werden.

Tab. 6: Fixierung eines Schaumverbandes in den Zehenzwischenräumen

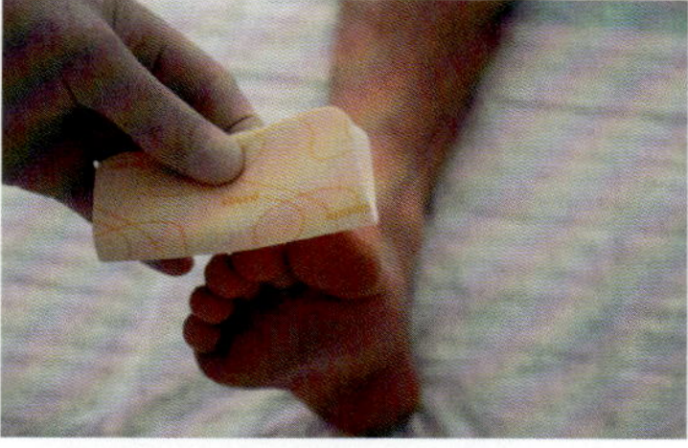	Falten Sie einen Schaumverband, wie in der gezeigten Abbildung.
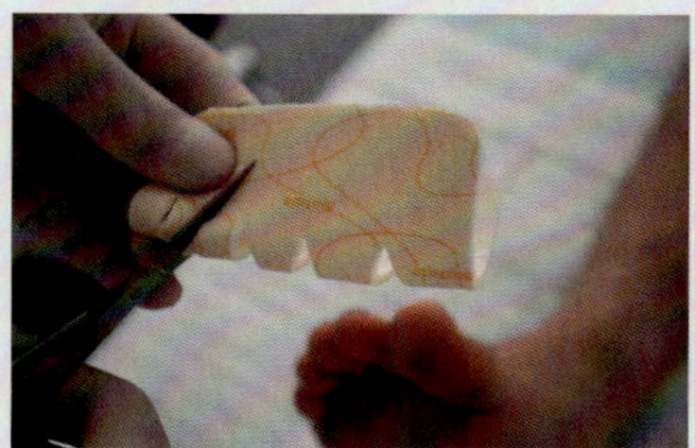	An der Stelle, an der der Verband über die Zehen gleiten soll, schneiden Sie Dreiecke ein.
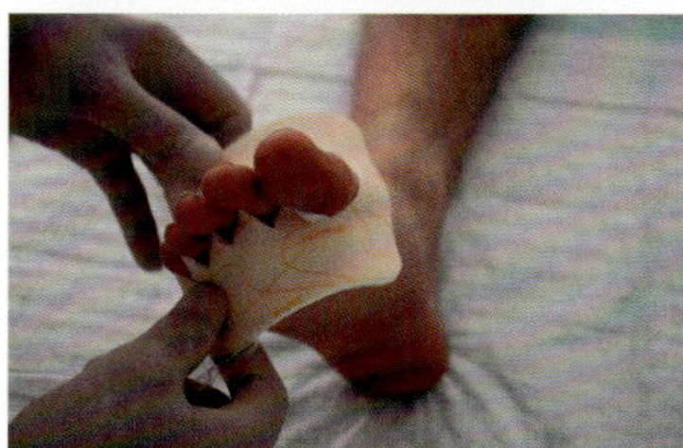	Fügen Sie den Verband über die Zehen.
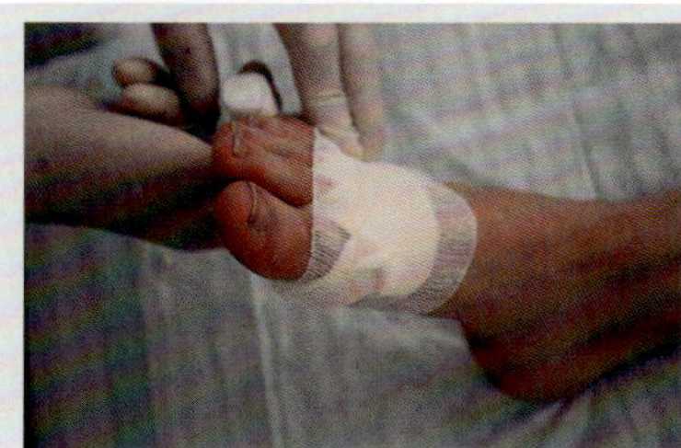	Zur Fixierung dienen Mullbinden, Klebevlies, Schlauchverbände oder Folien.

Tab. 7: Anlegen eines vorgefertigten Schaumverbandes an der Ferse (sog. Heel-Verbände)

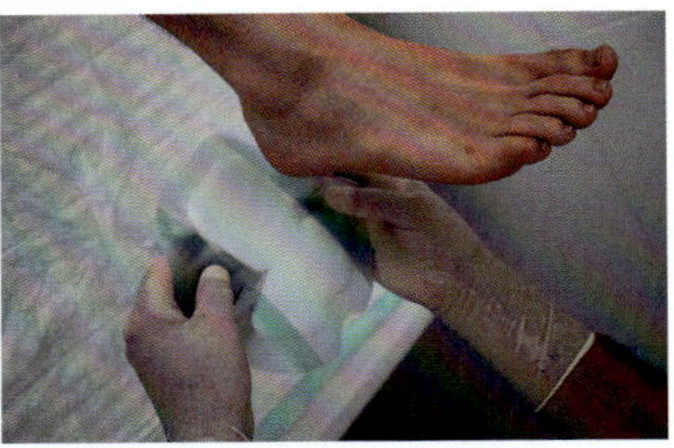	Die Abbildung zeigt einen vorgefertigten selbsthaftenden Schaum-verband für die Ferse.
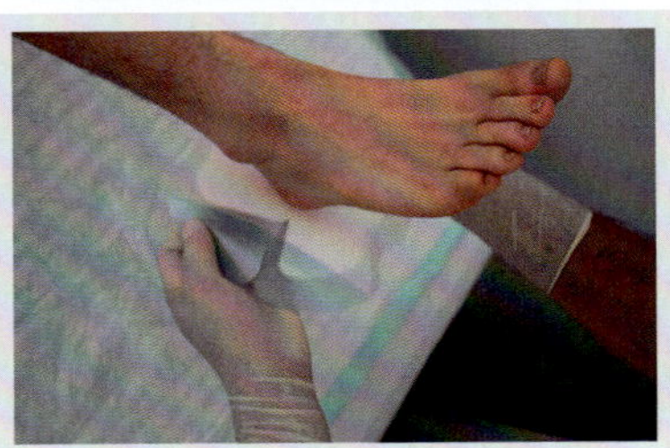	Beim Anbringen lösen Sie die Folien am Kleberand und fixieren damit den Verband.
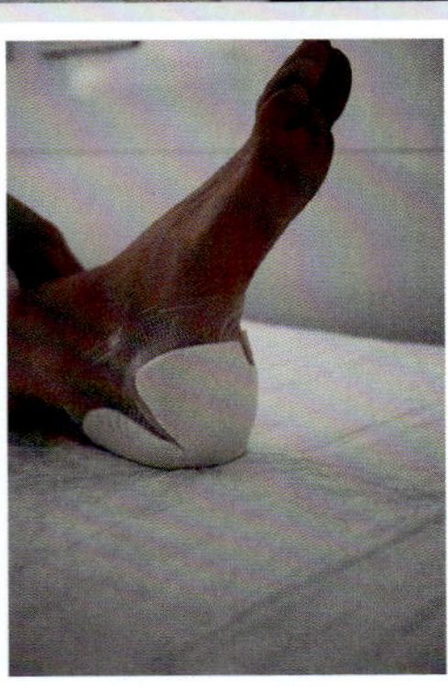	Die Abbildung zeigt das fertige Ergebnis mit guter Haftung an der Ferse. Bei verwirrten, agilen Patienten bedarf es einer zusätzlichen Fixierung mit einer Mullbinde. Der Verband kann zwei bis drei Tage belassen werden.

Tab. 8: Anfertigen eines passenden Fersenverbandes mit quadratischem Schaumverband

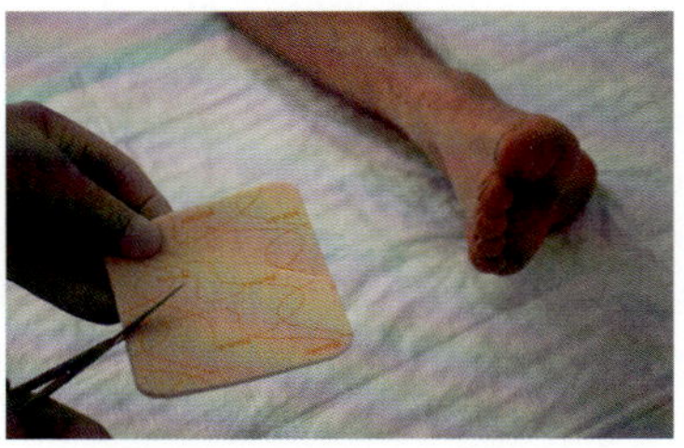	Schneiden Sie den Schaumverband (10 × 10 cm) 2 cm an den Seiten schräg ein.
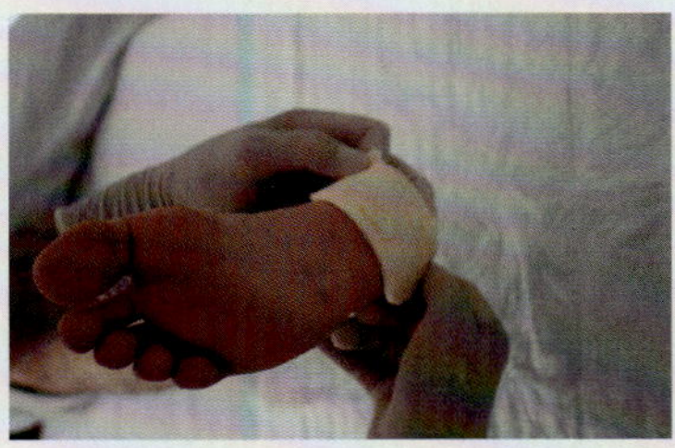	Durch die Einschnitte folgt der Verband der anatomischen Struktur.
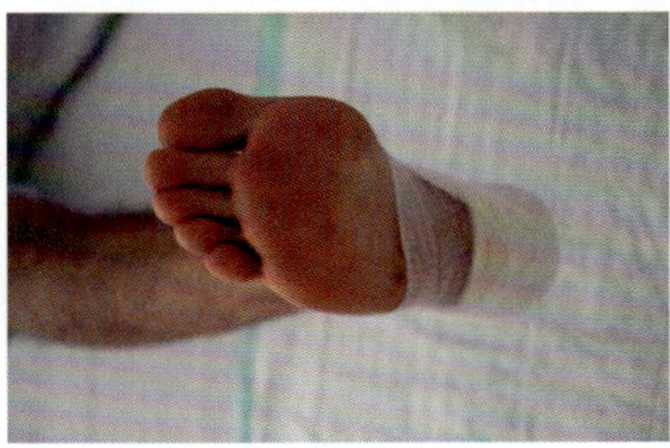	Zur Fixierung eignen sich Mullbinden. Der Verband kann zwei bis drei Tage belassen bleiben.

2.7. Operative Wundversorgung

Liegt eine relevante Gefäßerkrankung vor, so ist nicht selten eine operative Maßnahme zur kausalen Therapie erforderlich. Bei Vorliegen einer relevanten pAVK ist eine Gefäßrekonstruktion mittels Bypassverfahren ebenso zu erwägen wie eine phlebochirurgische Maßnahme zur Ausschaltung des venösen Refluxes bei Ulcus cruris venosum. Hier kommen verschiedene Verfahren je nach Indikation und Patient zur Anwendung (Venenchirurgie, endovenöse Ablationsverfahren, Sklerosierung). Beim Ulcus cruris venosum mit ausgeprägter Dermatolipofaszisklerose besteht die Möglichkeit, durch ein sogenanntes Ulkus-Shaving sklerotische Gewebeteile so weit abzutragen, dass ein Einsprossen von Kapillaren aus der Tiefe wieder möglich ist. Durch die tangentiale suprafasziale Abtragung von Nekrosen, Fibrose und Sklerose wird die Grundlage zur anschließenden Spalthauttransplantation geschaffen. Diese Technik ist fallweise auch bei anderen Ursachen des Ulcus cruris neben der CVI zu erwägen [24]. Wichtig ist, auch im Anschluss an die operative Behandlung die erforderliche Kompressionstherapie adäquat weiterzuführen.

Auch für das Dekubitalulkus stellt die chirurgische Versorgung eine Therapieoption dar. Es kommen auch hier lokalisations- und patientenadaptiert verschiedene Verfahren der Defektdeckung mittels faziokutaner oder myokutaner Lappenplastik mit Gewebsverschiebungen zum Defektverschluss in Frage, insbesondere bei Lokalisationen in der Rumpf- und Beckenregion. Es bleibt jedoch zu beachten, dass es sich hier um eine symptomatische Therapie handelt und die zum Dekubitus führenden Faktoren auf anderem Wege ausgeschaltet werden müssen. Es besteht daher ein hohes Rezidivrisiko [25].

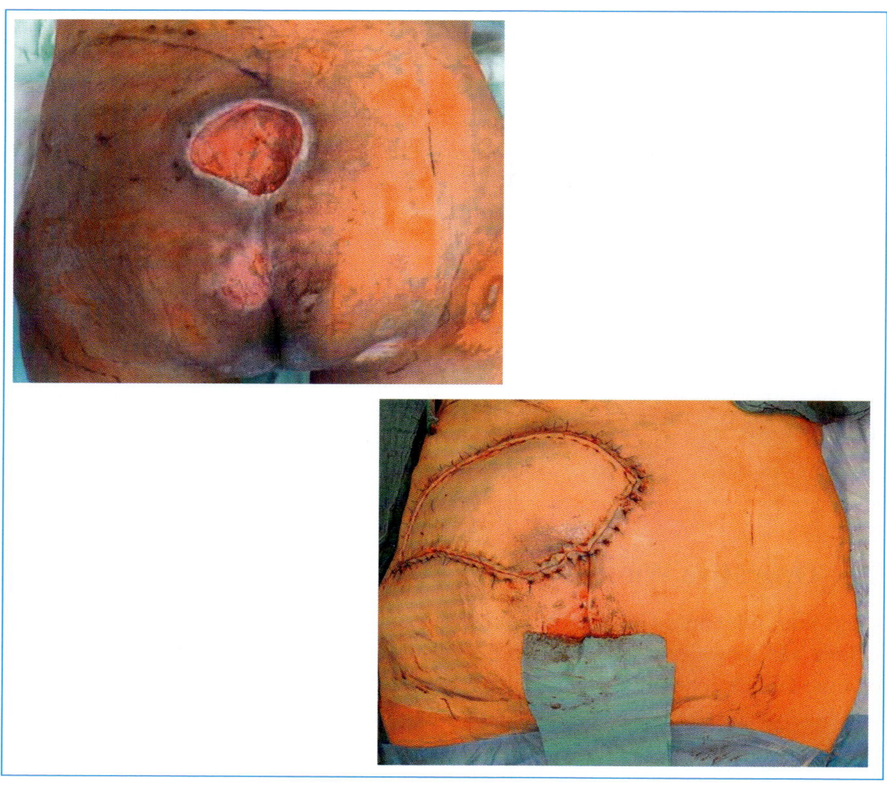

Abb. 9: Chirurgischer Defektverschluss eines sakralen Dekubitus mittels Lappenplastik (Abbildung mit freundlicher Genehmigung von Prof. Arkudas, Abteilung für Hand- und Plastische Chirurgie, Universitätsklinikum Erlangen)

3. Ernährung

3.1. Mangelernährung bei Patienten mit chronischen Wunden

Essen hält Leib und Seele zusammen! Eine Grundvoraussetzung für eine gute Wundheilung ist daher auch ein guter Ernährungsstatus. Eine ausgewogene Ernährung unterstützt die Wundheilung, stärkt die Immunkompetenz und senkt das Infektionsrisiko.

Im Alltag erleben wir, dass Menschen sich zu einseitig ernähren. Viele Patienten mit chronischen Wunden sind adipös, aber mangelernährt [26]. Der Body-Mass-Index (BMI), wie er in vielen Ernährungsscreenings erhoben wird, ist hier kein guter Wert, um eine ausreichende Ernährung abzuschätzen. Nicht nur die Qualität der Mahlzeit, auch die Quantität spielt eine Rolle. Schlechter Zahnstatus, schlecht sitzende Zahnprothesen oder Schluckstörungen unterschiedlicher Genese erschweren die Nahrungsaufnahme. Im Alter ändert sich die Geschmackswahrnehmung, durch Chemotherapien kann der Geschmackssinn reduziert werden. Bei Einsamkeit fehlt der Wohlfühlfaktor beim Essen und die Geselligkeit. Ebenso können Trauer oder depressive Verstimmung zu Appetitlosigkeit führen. Eingeschränkte Mobilität hindert Patienten oft daran, adäquate Nahrungsmittel zu beschaffen [27].

Die Deutsche Gesellschaft für Ernährungsmedizin e.V. stellte 2015 fest: Jeder dritte bis vierte Patient in deutschen Krankenhäusern ist mangelernährt [28].

3.2. Screeningmethoden

Als Anhaltspunkt dienen Körpergewicht, der Body-Mass-Index und die Hautfaltendicke. Der BMI ist oft erhöht, was in vielen Screeningtools als Pluspunkt gewertet wird, in der Realität aber oft einer Fehlernährung zugrunde liegt. Die Aussagekraft ist daher begrenzt und sollte nie als einziger Parameter zur Einschätzung des Ernährungszustandes herangezogen werden. Eine Messung des Oberarm-Wadenumfangs ist eine weitere Screening-Möglichkeit, kann bei Fettverteilungsstörungen im Alter jedoch zu Fehlern führen. Mögliche evaluierte Screeningtools sind der Mini-Nutrition-Assessment (MNA)-Fragebogen [29] oder der Nutritional Risk Screening Score (NRS). Diese erfassen jedoch nur eine quantitative Mangelernährung, nicht die qualitative. Klare Vorgaben zur weiteren Diagnostik im Falle von Patienten mit chronischen Wunden fehlen aber, vor allem zu Laborparametern [30].

3.3. Kalorienbedarf bei Patienten mit chronischen Wunden

Das Vorliegen einer chronischen Wunde erhöht den Energiebedarf des Patienten von etwa 24 kcal/kg Körpergewicht auf etwa 30–35 kcal/kg Körpergewicht/Tag. Für genauere Angaben muss der Grundumsatz nach der Harris-Benedict-Formel berechnet werden. Bei Vorliegen einer chronischen Wunde kann dieser Bedarf noch mit einem Stressfaktor von 1,3–1,9 (je nach Größe/Tiefe der Wunde) multipliziert werden. Weitere Faktoren, wie der Aktivitätsgrad oder Infektionen erhöhen, den Energiebedarf noch weiter [31].

3.4. Proteinbedarf bei Patienten mit chronischen Wunden

Proteine werden in vielen zellulären Prozessen und zum Gewebeaufbau ebenso benötigt wie in der Immunabwehr. Gerade für Druckulcera ist die Bedeutung einer ausreichenden Proteinversorgung gut belegt und es existieren klare Empfehlungen. Das Europäische Expertenrat European Pressure Ulcer Advisory Panel (EPUAP) empfiehlt in seinen Leitlinien zum Dekubitus »Erwachsenen mit einem Ernährungsrisiko oder einem Dekubitusrisiko zusätzlich zu den normalen Mahlzeiten hochkalorische Protein-Nahrungsergänzungsmittel anzubieten, wenn der Nährstoffbedarf nicht durch die Nahrungsaufnahme gedeckt werden kann«, sowie »Erwachsenen, die einen Dekubitus haben und bei denen das Risiko einer Mangelernährung festgestellt wurde […], 1,25–1,5 g Protein/kg Körpergewicht anzubieten« [32].

Für chronische Wunden anderer Genese ist die Datenlage hinsichtlich Proteinhaushalt noch unklar. Jedoch konnte auch hier gezeigt werden, dass Eiweißmangel mit der Größe der Wundfläche, aber auch dem Auftreten von Komplikationen und der Notwendigkeit einer Hospitalisierung korreliert [33]. Neben einer verminderten Proteinzufuhr muss auch ein Proteinverlust im Rahmen verminderter physischer Aktivität und der damit verbundenen Sarkopenie diskutiert werden.

3.5. Vitamine und Spurenelemente

In den regenerativen Prozessen spielen verschiedene Vitamine eine Rolle. Tab. 9 gibt einen Überblick.

Tab. 9: Involvierung verschiedener Vitamine und Spurenelemente in die Wundheilung [mit freundlicher Genehmigung von Barbara Sporer, Diätassistentin, Klinikum Amberg]

Substanz	**Funktion**
Vitamin C	Aufbau von Bindegewebe
Vitamin A	Bildung von Zellmembranen
Vitamin K	Beteiligung an Blutgerinnung
Vitamin B_6	Wundheilung, Immunsystem
Natrium	Verteilung der Körperflüssigkeit
Zink	Wundheilung, Immunsystem
Selen	Immunsystem
Folsäure	Wundheilung
Eisen	Sauerstofftransport
Pantothensäure	Wundheilung

Insbesondere für Vitamin C liegen zu Patienten mit chronischen Wunden einige Publikationen vor, die vor allem im experimentellen Setting die Rolle von Vitamin C in der Wundheilung untermauern [34]. Die Datenlage für klinische Empfehlungen ist jedoch weiterhin gering. In einer kleinen doppelt-blinden randomisierten Studie zeigte sich unter Gabe von hochdosierter Ascorbinsäure über acht Wochen eine signifikante Besserung der Wundheilung mit chronischem Ulcus cruris [35].

Ein weiterer gut untersuchter Parameter der Wundheilung ist Zink. Bei Patienten mit chronischen Wunden wurden wiederholt subnormale Zinkspiegel festgestellt. Zink dient als Co-Faktor zahlreicher Enzyme und spielt eine bedeutende Rolle in der Immunabwehr. Auch wenn niedrige Zinkspiegel festzustellen sind, so konnte in den bisherigen Studien noch keine Evidenz dafür erbracht werden, dass eine orale Zinksubstitution einen positiven Effekt auf die Wundheilung zeigt [36, 37].

Da die Nahrungsergänzung meistens nicht nur die einzige Optimierung in der Wundversorgung darstellt, sind die Effekte oft schwer messbar. Des Weiteren muss in Studien geprüft werden, ob lediglich eine Normalisierung der Zinkwerte ausreichend sein könnte oder ob nicht ein Erreichen eines hochnormalen Zinklevels erforderlich ist.

3.6. Empfehlungen

Weitere Analysen hinsichtlich der ernährungsrelevanten Bedürfnisse sind vor allem für Patienten mit Ulcus cruris noch erforderlich.

Reduzierte Mobilität, auch aufgrund der chronischen Wunden, kann einen entscheidenen Faktor für Fehlernährung der vorwiegend älteren Patienten darstellen. Patienten werden dadurch häufig abhängig von Dritten. Vitamin- und proteinreiche Kost kann durch Lieferdienste in der häuslichen Versorgung gerade aus finanziellen Gründen häufig nicht gewährleistet werden. Berücksichtigt werden muss, dass auch adipöse Patienten einer qualitativen Mangelernährung unterliegen können. Bislang können noch keine klaren Empfehlungen hinsichtlich bestimmter Vitamine oder Spurenelemente als Nahrungsergänzung gegeben werden. Vitamin C und Zink können bei geringen Kosten und allgemein positiven Effekten auf den Gesundheitszustand empfohlen werden.

4. Referenzen

[1] Jenkins, Molecular mechanisms of skin ageing, Mechanisms of Ageing and Development 2002; 123: 801-810.

[2] Khavkin J, Ellis DA. Aging skin: histology, physiology, and pathology. Facial Plast Surg Clin North Am 2011; 19: 229–234.

[3] Ghadially R, Brown BE, Sequeira-Martin SM. The aged epidermal permeability barrier. Structural, functional, and lipid biochemical abnormalities in humans and a senescent murine model. J Clin Invest 1993; 95: 2281–2290.

[4] Gerstein AD, Phillips TJ, Rogers GS, Gilchrest BA. Wound healing and ageing. Dermatol Clin 1993; 11: 749–757.

[5] Proksch E. Altershaut und Hautpflege. Zeitschrift für Gerontologie und Geriatrie 2015; 48 (4): 325–330.

[6] Prakash AV, Davis MDP. Contact dermatitis in older adults. Am J Clin Dermatol 2010; 11: 373–381

[7] Weisshaar E, Mettang T. Pruritus in elderly people-an interdisciplinary challenge. Hautarzt. 2018; 29.

[8] Mahler V. Contact allergies in the elderly. Hautarzt. 2015; 66(9): 665-73.

[9] Mahler V. Kontaktekzeme. Akt Dermatol 2014; 40: 95-107.

[10] Lehnen M, Kohaus S, Körber A, Hillen U, Grabbe S, Dissemond J. [Contact allergies in patients with chronic wounds: results of a study from 1999 to 2004]. Hautarzt. 2006 Apr; 57(4): 303-6, 308.

[11] Renner R, Simon JC, Treudler R. Contact sensitization to modern wound dressings in 70 patients with chronic leg ulcers. Dermatitis. 2013; 24(2): 60-3.

[12] Valois A, Waton J, Avenel-Audran M, Truchetet F, Collet E, Raison-Peyron N, Cuny JF, Bethune B, Schmutz JL, Barbaud A; Dermatology and Allergy group (GAD) of the French Society of Dermatology. Contact sensitization to modern dressings: a multicentre study on 354 patients with chronic leg ulcers. Contact Dermatitis. 2015; 72(2): 90-6.

[13] Schnuch A, Aberer W, Agathos M, Becker D, Brasch J, Elsnar P. Performing patch testing with contact allergens. JDDG 2008; 6: 770-775

[14] Erfurt-Berge C, Geier J, Mahler V. The current spectrum of contact sensitization in patients with chronic leg ulcers or stasis dermatitis – new data from the Information Network of Departments of Dermatology (IVDK). Contact Dermatitis. 2017; 77(3): 151-158.

[15] LeBlanc K. Is Twice-Daily Skin Moisturizing More Effective Than Routine Care in the Prevention of Skin Tears in the Elderly Population? J Wound Ostomy Continence Nurs 2016; 43(1): 17-22.

[16] Kottner J. Übersicht: Eincremen reicht nicht – Deutsche Apothekerzeitung 2016, 38.

[17] Proksch E, Nissen HP. Dexpanthenol enhances skin barrier repair and reduces inflammation after sodium lauryl sulphate-induced irritation. J Dermatolog Treat 2002; 13: 173–178.

[18] Eming SA, Wlaschek M, Scharfetter-Kochanek K. Wundheilung im Alter. Hautarzt 2016, 67: 112-116.

[19] https://www.icwunden.de/top-menue/presse/hhvg.html

[20] Panfil EM, Schröder G. Pflege von Menschen mit chronischen Wunden, Verlag Hans Huber 2015; 3. Auflage

[21] Messal A, Zimmer R, Beck C. Pflege vor, während und nach medizinischen Interventionen. Aus: Fachpflege Neonatologische und pädiatrische Intensivpflege. Urban & Fischer Verlag 2018; (3): 151-195.

[22] Dissemond J, Gerber V, Kramer A, Riepe G, Strohal R, Vasel-Biergans A, Eberlein T. Praxisorientierte Expertenempfehlung zur Behandlung kritisch kolonisierter und lokal infizierter Wunden mit Polihexanid. Wundmanagement 2/2009; Sonderdruck.

[23] Exner M et al, DKHG, Hyg Med 2016; 41-4, 3-32.

[24] HJ Hermanns. Chirurgie des Ulcus cruris – eine aktuelle Übersicht. Vasomed 2016; 28: 158-164.

[25] Gaab J, Boyce M, Vogt PM, Plastisch-chirurgische Defektdeckung beim Dekubitus des Rumpfes und der Beckenregion, Der Chirurg, 2014, 85 (11): 1023-1038.

[26] Barber GA, Weller CD, Gibson SJ. Effects and associations of nutrition in patients with venous leg ulcers: a systematic review. J Adv Nurs 2017, doi: 10.1111/jan.13474.

[27] Volkert D, Bauer JM, Frühwald T, Gehrke I, Lechleitner M, Lenzen-Großimlinghaus R, Wirth R, Sieber C. Leitlinie der Deutschen Gesellschaft für Ernährungsmedizin (DGEM). Klinische Ernährung in der Geriatrie. AWMF-Register-Nr. 073/019.

[28] Pirlich M, Schütz T, Norman K, Gastell S, Lübke HJ, Bischoff SC, Bolder U, Frieling T, Güldenzoph H, Hahn K, Jauch KW, Schindler K, Stein J, Volkert D, Weimann A, Werner H, Wolf C, Zürcher G, Bauer P, Lochs H. The German hospital malnutrition study. Clin Nutr. 2006 Aug; 25(4): 563-72.

[29] Guigoz Y. The Mini Nutritional Assessment (MNA) review of the literature – What does it tell us? J Nutr Health Aging 2006; 10: 466-485.

[30] Graue N, Korber A, Cesko E, Piel S, Jansen T, Dissemond J. [Malnutrition in patients with leg ulcers. Results of a clinical trial]. Hautarzt 2008; 59: 212-219.

[31] Ernährung bei Menschen mit chronischen Wunden. WZ-VS-016 V02. Wundzentrum Hamburg 2016

[32] National Pressure Ulcer Advisory Panel, European Pressure Ulcer Advisory Panel and Pan Pacific Pressure Injury Alliance. Prevention and Treatment of Pressure Ulcers: Quick Reference Guide. Emily Haesler (Ed.). Cambridge Media: Osborne Park, Australia; 2014.

[33] Legendre C, Debure C, Meaume S, Lok C, Golmard JL, Senet P. Impact of protein deficiency on venous ulcer healing. J Vasc Surg 2008; 48: 688-693.

[34] Moores J. Vitamin C: a wound healing perspective. Br J Community Nurs 2013; Suppl:S6, S8-11.

[35] Afifi AM, Ellis L, Huntsman RG, Said MI. High dose ascorbic acid in the management of thalassaemia leg ulcers – a pilot study. Br J Dermatol 1975; 92: 339-341.

[36] Gray M. Does oral zinc supplementation promote healing of chronic wounds? J Wound Ostomy Continence Nurs 2003; 30: 295-299.

[37] Wilkinson EA. Oral zinc for arterial and venous leg ulcers. Cochrane Database Syst Rev 2014; CD001273

TEIL E
Fazit und Ideen für Ihren Alltag

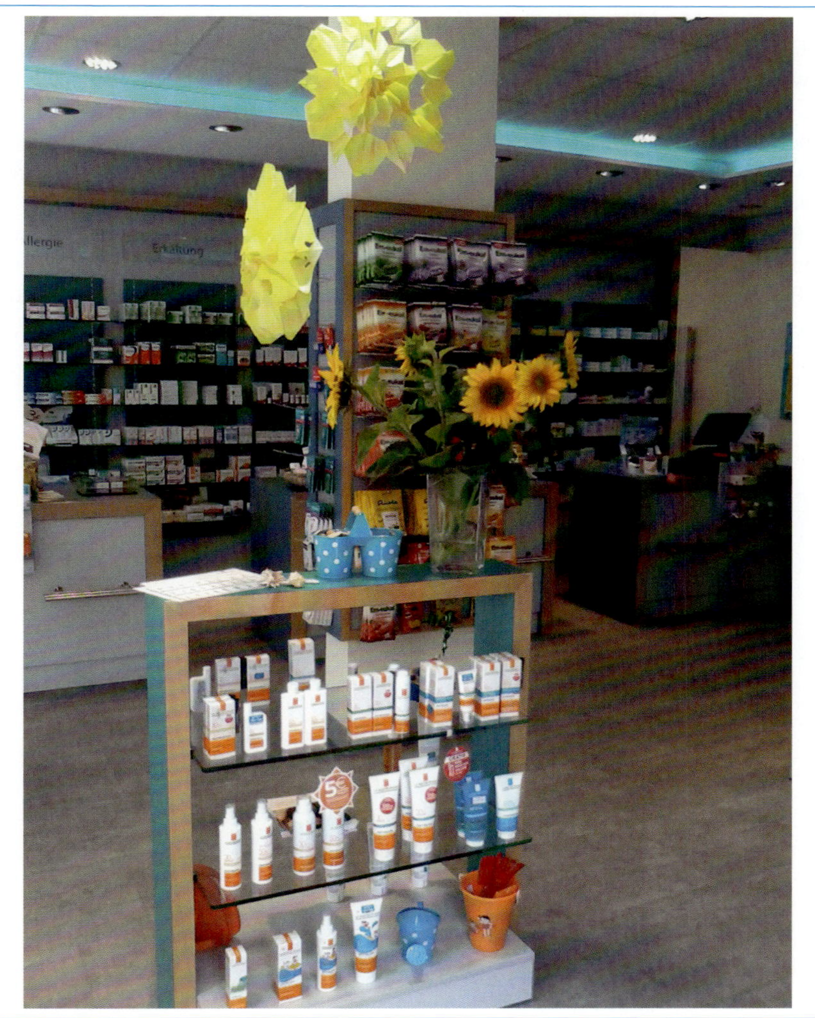

Abb. 1: Im Eingangsbereich der Apotheke könnten auch Informationen zur Wundversorgung, zu Verbandsstoffen und zur Hautpflege positioniert werden. [mit freundlicher Genehmigung Ulmenapotheke, Erlangen]

Das Krankheitsbild einer chronischen Wunde ist komplex und stellt hohe Ansprüche an alle behandelnden Professionen. Zu Beginn einer Wundheilungsstörung kann der Apotheker erster Ansprechpartner des Patienten sein. Er versorgt Betroffene mit Wundauflagen, Spüllösungen, Antiseptika, Nahrungsergänzungsmitteln, Hautpflegeprodukten und vielem mehr. Daher sind Kenntnisse über aktuelle Empfehlungen und Indikationen dieser Produkte ebenso wichtig wie ein Grundwissen zur Entstehung und Ätiologie chronischer Wunden. In der Apotheke kann auf die Notwendigkeit einer frühzeitigen Diagnostik hingewiesen werden und der Patient über spezialisierte Zentren informiert werden. In der Zusammenarbeit mit Wundexperten, Ärzten, Sanitätshäusern und Wundzentren kann der Apotheker wichtige Hinweise für den Patienten geben. Die Versorgung eines Patienten mit chronischen Wunden erfolgt immer im interprofessionellen Team, in dem der Apotheker eine wichtige Rolle spielt. Es besteht die Möglichkeit, durch Flyer oder Informationsveranstaltungen auf diese Erkrankungen aufmerksam zu machen. Dabei sind nicht nur Patienten, sondern auch deren Angehörige eine Zielgruppe. Die Apotheke ist Mittelpunkt eines wichtigen Netzwerkes.

Die Autoren

Dr. med. Cornelia Susanne Erfurt-Berge

Geburtsdatum 01.02.1977
Geburtsort Saarbrücken

Ausbildung und berufliche Tätigkeit:

seit 2014 Oberärztin an der Hautklinik Universitätsklinikum Erlangen
klinische Schwerpunkte: Wundmanagement und operative Dermatologie

2011 bis 2013 Tätigkeit als Fachärztin für Haut- und Geschlechtskrankheiten, Hautklinik Universitätsklinikum Erlangen, Abteilung für operative Dermatologie

2008 Promotion zum Dr. med. an der Friedrich-Alexander-Universität Erlangen Nürnberg (Thema: »Nachweis einer $CD4^+$ T-Zell-vermittelten Immunantwort auf MCSP«)

2003 bis 2011 Tätigkeit als Assistenzärztin an der Hautklinik Universitätsklinikum Erlangen

1996 bis 2003 Studium der Humanmedizin an der Universität des Saarlandes, Medizinische Fakultät Homburg/Saar

Qualifikationen im Bereich Wundmanagement:

seit 2015 Leitung des zertifizierten Wundzentrums Dermatologie ICW/DDG an der Hautklinik Universitätsklinikum Erlangen

2015 Qualifikation zur »Ärztlichen Wundexpertin ICW/TÜV«

seit 2006 Dozentin für »Wundexperte ICW« (Pflegeakademie Universitätsklinikum Erlangen)

Mitgliedschaften in Fachgesellschaften:

Deutsche Dermatologische Gesellschaft (DDG)
AG Wundheilung der Deutschen Dermatologischen Gesellschaft
European Wound Management Association (EWMA)
Initiative Chronische Wunde e.V.
Arbeitsgemeinschaft Berufsdermatologie

Robert Georg Karl Zimmer

Geburtsdatum 5.10.1961
Geburtsort Coburg

Berufsausbildung:

1981 bis 1984 Ausbildung zum Krankenpfleger an der Medizinischen Krankenpflegeschule der Universitätsklinik Erlangen

Arbeitsstellen:

1984 bis 1986 Krankenpfleger an der Medizinischen Universitätsklinik Erlangen

1986 bis 1988 Krankenpfleger an der Chirurgischen Universitätsklinik

1988 bis 1989 stellvertretende Stationsleitung

Seit 1989 Stationsleitung an Chirurgischen Klinik
Fachabteilung Abdominal und Gefäßchirurgie, Lebertransplantation

Weiterbildungen:

Stationsleitungskurs, Fachkrankenpflege für Onkologie
Fortbildung zum Wundexperten ICW und zum Pflegetherapeuten Wunde ICW

Tätigkeiten im Bereich Wundmanagement:

seit 1993 Referent für moderne Wundversorgung, Dozent für Wundexperte ICW (Pflegeakademie Universitätsklinikum Erlangen), Leitung der Arbeitsgruppe der Wundbeauftragten an der chirurgischen Universitätsklinik Erlangen

Seminare zum Thema:

Stomatherapie, moderne Wundversorgung, akute und chronische Schmerzen, Kommunikation, Ernährungstherapie, Verbesserung Ablauforganisation, Konfliktmanagment, Sucht, Biochirurgie, Präsentation, Rhetorik, Reanimation, Arbeit und Tarifrecht, Qualitätssicherung, Kundenorientierung im Krankenhaus, Führungskräftecurriculum der Universitätsklinik Erlangen

Mitgliedschaften in Fachgesellschaften:

Initiative chronische Wunde e.V.
Deutsche Gesellschaft für Wundheilung (DGfW)

Weitere Informationen:

www.diewundeverbindet.de

Stichwortverzeichnis